日常人間ドック®

2040年からの
ヘルスケアメッセージ

東北大学
未来社会健康デザイン拠点
COI加速課題推進研究グループ

Tohoku University
Designing Future Health Initiative

Parade Books

目次

「日常人間ドック」は国立大学法人東北大学の登録商標です。

第1章

迫りくる日本の未来

東北大学 研究推進・支援機構 URAセンター
特任教授（首席リサーチ・アドミニストレーター）　稲穂健市

東北大学 研究推進・支援機構 URAセンター
特任准教授（上席リサーチ・アドミニストレーター）　松原雄介

TOPIC 1

「塩は控えめで野菜を食べると体に良い」

あなたのバランスは?

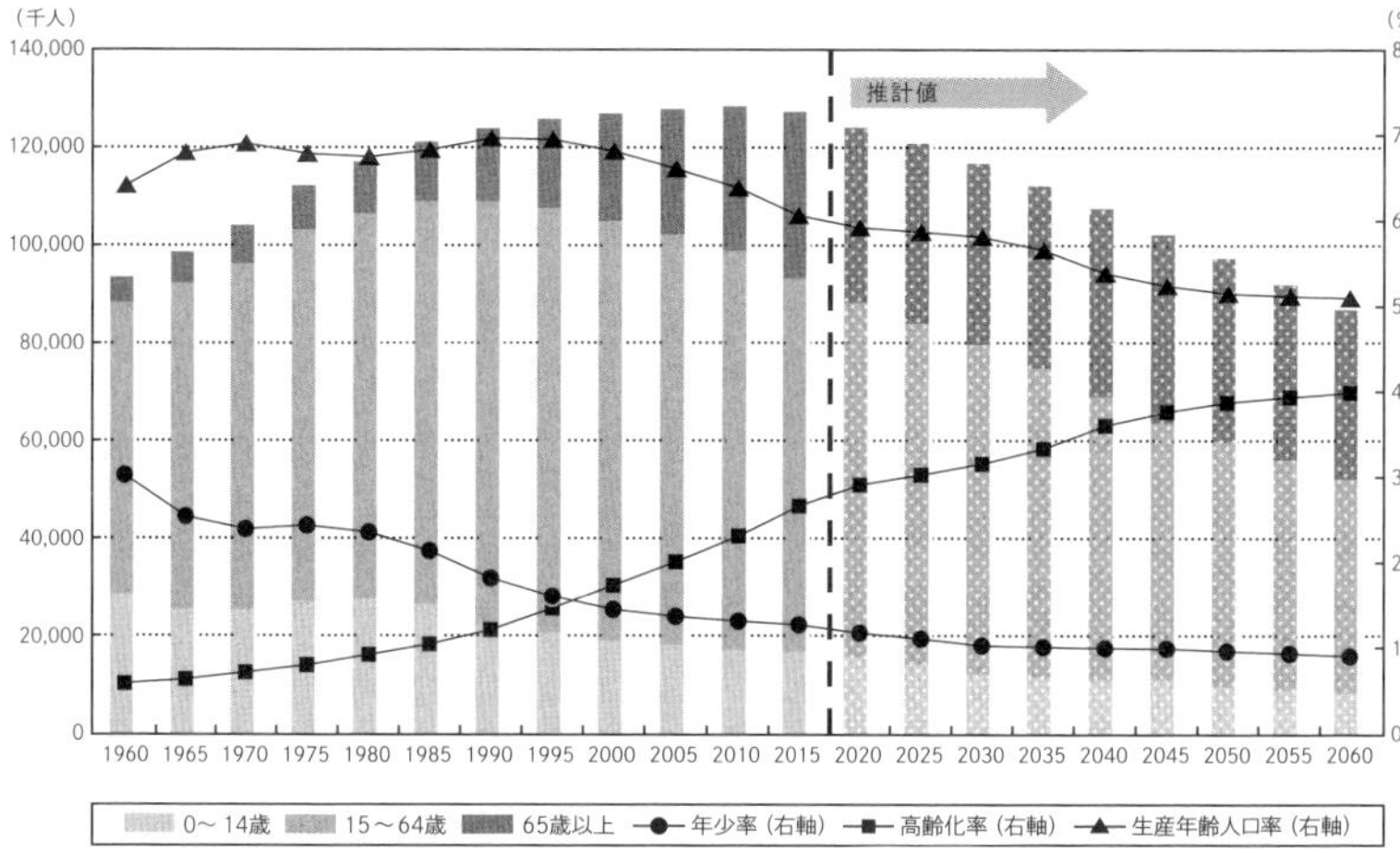

（出所）2020年までの人口は総務省「人口推計」（各年10月1日現在）等、合計特殊出生率は厚生労働省「人口動態統計」、2025年以降は国立社会保障・人口問題研究所「日本の将来推計人口（平成29年推計）」（出生中位（死亡中位）推計）

図1. 我が国の人口構造の変化

20年後の日本はもう決まっている？

この本には、未来の日本の社会や皆さんの暮らしに関する予想や問題点、そして解決策が盛り込まれています。

皆さんは、「未来の予測」といった場合に、どのくらいそれを信じていますか？　この本が予測する未来は日本の「少子・高齢化」をその根本としています。未来の予測には、当たるものもあれば外れるものもあります。しかし、この少子・高齢化の予測は20年から30年くらい先まで当たるといわれています。なぜなら、20年後30年後に生まれてくる子どもは、現在既に生まれている世代が将来結婚して儲ける子どもの数に依存するからです。つまり、20年後、30年後に親になる人たちは既に生まれているわけです。同様に、20年後、30年後に高齢者になる人たちも、現在働き盛りの世代として存在しているわけです。

ここから2つのことが分かります。将来の人口の状況は、現在の人々の状況で決まるということと、逆に将来の日本を変えたければ、現在から着手しなければならないということです。

この本は将来予想される日本の問題から逆算して、その問題点を回避するために、現在私たちがとるべきアクションを考えています。この考え方を「バックキャスティング」と呼びます。

2040年の日本を見てみよう

ここで「バックキャスティング」を進める前に、将来どのような問題が発生していくかについて考えてみましょう。

高校生や大学生の皆さんであれば、2040年頃は働き盛りの世代になっているはずです。図1のグラフを見ると、皆さんが属しているグループの人口は大きく減っています。子供を示すグループの人口は減り、高齢者を示すグループは増えています。先ほどお話しした「少子・高齢化」のさらなる進展はほぼ避けられそうにありません。日本の人口全体も1億人を切ろうとしています。

その頃、皆さんは、「なぜこんなことになってしまったのか！」と後悔しているかもしれません。なぜなら現在では想定できないような社会問題が目に見えて現れてくるからです。

たとえば、高齢になると問題となるのはやはり健康、体の問題です。今の日本には、非常に優れた医療体制があり、病院に行っても個人が支払うのは原則として3割で済みます。国民皆保険という優れた制度があるからです。

しかし、将来は今の医療保険制度が成り立たなくなり、医療費が高騰しているかもしれません。そうなると病院に行くのを控えることで、早期発見すれば治るはずの病気が手遅れになってしまうでしょう。また病院に通わざるを得ない人については、経済的に困窮し、自己破産していることも考えられるでしょう。

救急車も簡単に呼べなくなっている可能性もあります。実際にアメリカではすでに救急車は有料となっていて、何万円もお金を支払わないと来てくれません。病院に送迎してくれる家族が近くにいなければ、途方に暮れることになることでしょう。高齢となっているご両親がそのままお亡くなりになってしまったら、悔やんでも悔やみきれませんよね。

「病気にならなければいいではないか」と思われるかもしれませんが、そのためには正しい健康情報を入手して、日々気を付ける必要があります。それにもかかわらず、インターネットを見ると、「健康によい」とされる情報が色々と書かれていながらも、よく見るとお医者さんが監修したものではない、根拠のないものもたくさん見受けられます。インパクトはあるのですが、本当に効果があるのかわからないものも非常に多いです。そういったネットの情報を信じたばかりに余計に病気がひどくなっているかもしれません。

また、娯楽は様々なかたちに多様化していくことでしょう。スマートフォンのゲーム以外に、将来的にはＶＲ（バーチャルリアリティ）ゴーグルを使うなどした、デジタル空間で遊ぶことなどが一般的になり、体を動かさないことで運動不足が続くといった偏った生活習慣によって、色々な病気が誘発されることも十分あり得るでしょう。

もちろん、家族が見守ってくれるのであれば、何とかなるかもしれません。しかし、あなたが独り暮らしで、かつ、忙しい毎日を送っている場合はどうでしょうか？　孤独になり、精神的に悪影響が及んでいることも考えられます。さらに新型コロナウイルスに代わる新たな感染症が広がり、２０２０年のとき以上に自宅に籠る機会が増えることも十分考えられるでしょう。そうなってくると、心の健康の点でもとても心配ですよね。

さらに、日本では男性も女性も独身率がどんどん高くなっています。２０４０年には独身が４６００万人、その頃の総人口の47％に達すると予測されています。（＊１）これには離別や死別も含まれますが、人口の半分が独身者なのです。結婚している場合でも単身赴任など、家族から離れて暮らす人も当然いるでしょうから、未来の日本は単身者だらけの社会となることが予想されています。長寿のテレビ番組として人気の『サザエさん』のように、家族同士やご近所同士で助け合っていくことは、今後ますます難しくなっていくでしょう。

また、寿命が延びていくことで、高齢になるほど健康格差が増していくことも大きな問題となることでしょう。日本人の平均寿命は80歳を超えていますが、健康に生きられる健康寿命はそれよりも10歳くらい短いと考えられています。（＊2）

また、100歳以上の超高齢者の数は毎年過去最多を更新しつづけていますが、人口全体を見ると、現在においても100歳まで生きる人は極めてまれです。（＊3）2022年9月に長寿で亡くなったイギリスのエリザベス女王でさえ96歳でしたし、100歳の壁はまだまだ高いです。

しかし、「人生100年時代」という言葉を聞くことが増えましたよね？　この言葉を世に広げたイギリスの組織論学者リンダ・グラットンさんは、その世界的ベストセラー『ライフ・シフト』において、平均寿命の延びが頭打ちになっておらず、現在の未成年の人たちが亡くなる頃には、平均寿命が100歳前後にまで延びている可能性が高いと予測しています。（＊4）皆さんがお年寄りになった頃には、まさに「人生100年時代」となるのです。

その頃には、若い人はさらに減り、健康な高齢者が不健康な高齢者を支える社会となっていることでしょう。若い人が少ないことから、どんなに高齢であっても働くことができる人が働き続けないと、社会全体が維持できなくなっていることでしょう。

2040年の日本はこうであってほしい

こんな未来ではあまりにも悲しいですよね。人口予測など変えられないところは変えられないとしても、私たちに変えることができる部分は色々とあるはずです。それを前提に、もっと明るい未来を思い描いてみましょう。

私たちはこのような問題点を解決した未来の社会像として次のようなものを考えました。

それは、誰もが、生きがいを持って毎日を健康・快活に過ごすことができ、政府や県・市などの公的な助け（公助）に頼ることなく、自分自身で自分を助けることができ（自助）、また、自分の大切な家族や知人を思いやって助け合うことができる（共助）という社会です。

その社会の中で、自分の健康をしっかり管理し、また、お互いに健康をしっかり管理することができるようにするための仕組みとして、私たちが取り組んできたのが「日常人間ドック」です。

若い皆さんには馴染みがないかもしれませんが、大人になると病気の予兆や早期の病変を早く見つけるべく、1年に1回くらいの割合で「人間ドック」と呼ばれる健康診断を受けることが一般的となります。しかし、1年に1回のみですと、急な変化には対応できませんし、また、その時点の健康状態がいつもの状態を表しているとも言えません。お医者さんによる問診もありますが、恥ずかしくてお医者さんに本当のことを話せない人も多いようです。このような様々な理由から、「人間ドック」は十分に機能しているとはいえません。

実際に健康診断を受けていない人は約3割もいて（＊5）、一人暮らしが増える中で、ひとり寂しく亡くなっていく「孤独死」も増加しています。正確な統計はありませんが、約10万人ともいわれる突然死の数はまったく減少していないと言われています。また、生活習慣病予防のための保健指導を受けていない人の医療費は受けている人の1・5倍以上もかかっていて（＊6）、これが医療費の増大につながっています。近い将来、増大する医療費や公的な助けには限界が来ることは間違いありません。

そこで、私たちは、いつでも、どこにいても、自分や家族の生活や健康の状態がわかり、家族を超えた色々な世代の間で互いに支援ができるように、家や学校や職場のほか、街の色々なところにセンサを置いて、いつでも「さりげないセンシング」ができる「日常人間ドック」の開発を行うことにしました。

この「日常人間ドック」は「はかる」（測る、計る、量る）、「わかる」（解る、分かる、判る）、「おくる」（送る［自助］、贈る［共助］）という3つの要素から成り立っています。

まず、「はかる」では、色々なセンサの技術でさりげなく健康とその要因となる日々の生活や周辺環境の状態を示す情報を集めます。

次に、「わかる」では、「はかる」で集めた情報に加えて、個人個人で異なる体質の情報も集めてインターネットに送ります。そして1ケ所に大きな健康データとして一元的に集めて管理する仕組みを作って、そこで集めた情報から色々なことがわかるようにします。

最後に「おくる」では、「わかる」で判明したことを本人や周りの人が理解できるように、フィードバックしたり共有を進めたりすることで、自分自身や自分の大切な家族や知人を思いやって助け合うことに繫げます。

様々なシーンで使われる日常人間ドック

日常人間ドックは2040年の様々なシーンで使われます。

と 日常人間ドック

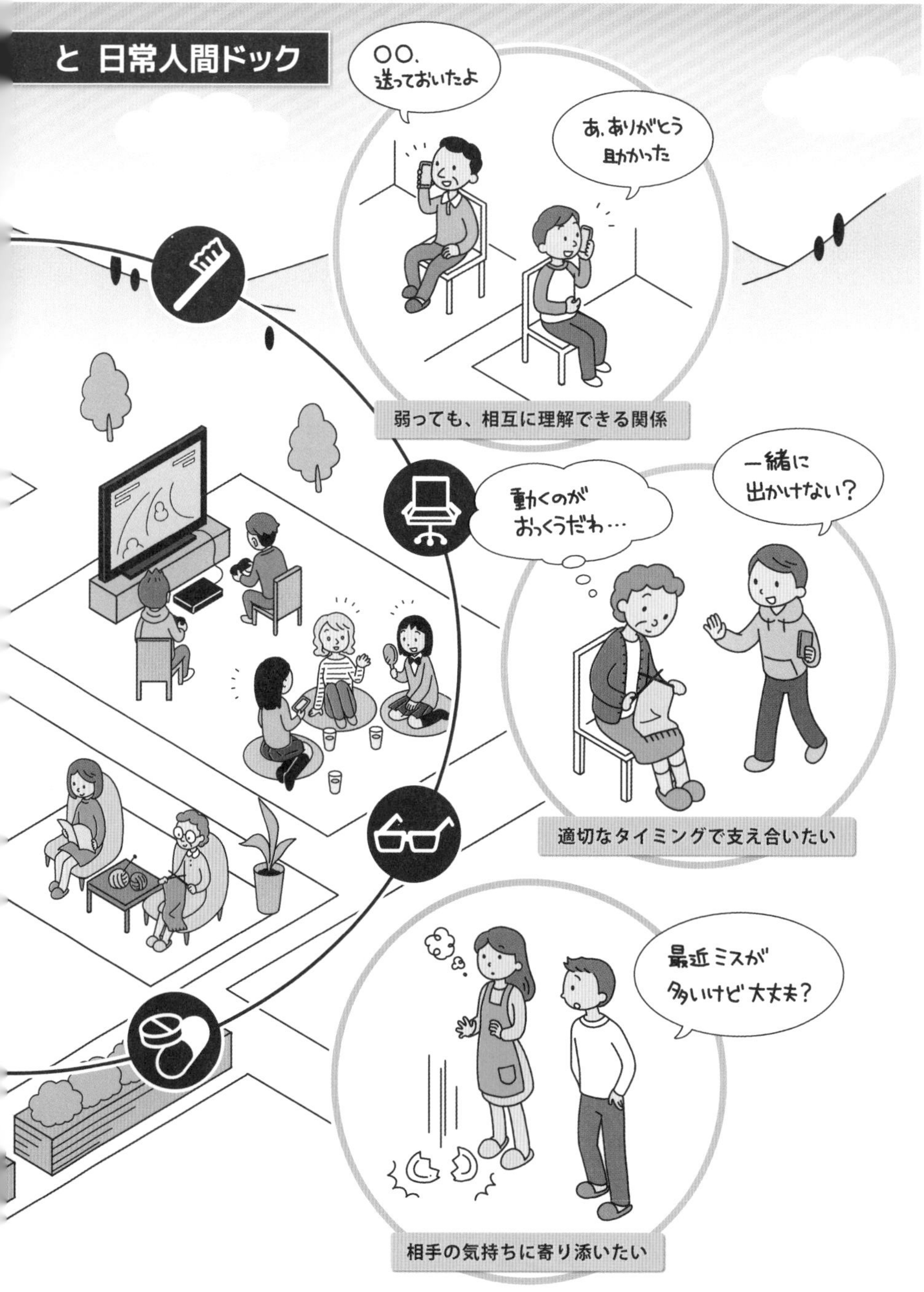

○○、
送っておいたよ
あ、ありがとう
助かった
弱っても、相互に理解できる関係
動くのが
おっくうだわ…
一緒に
出かけない？
適切なタイミングで支え合いたい
最近ミスが
多いけど大丈夫？
相手の気持ちに寄り添いたい

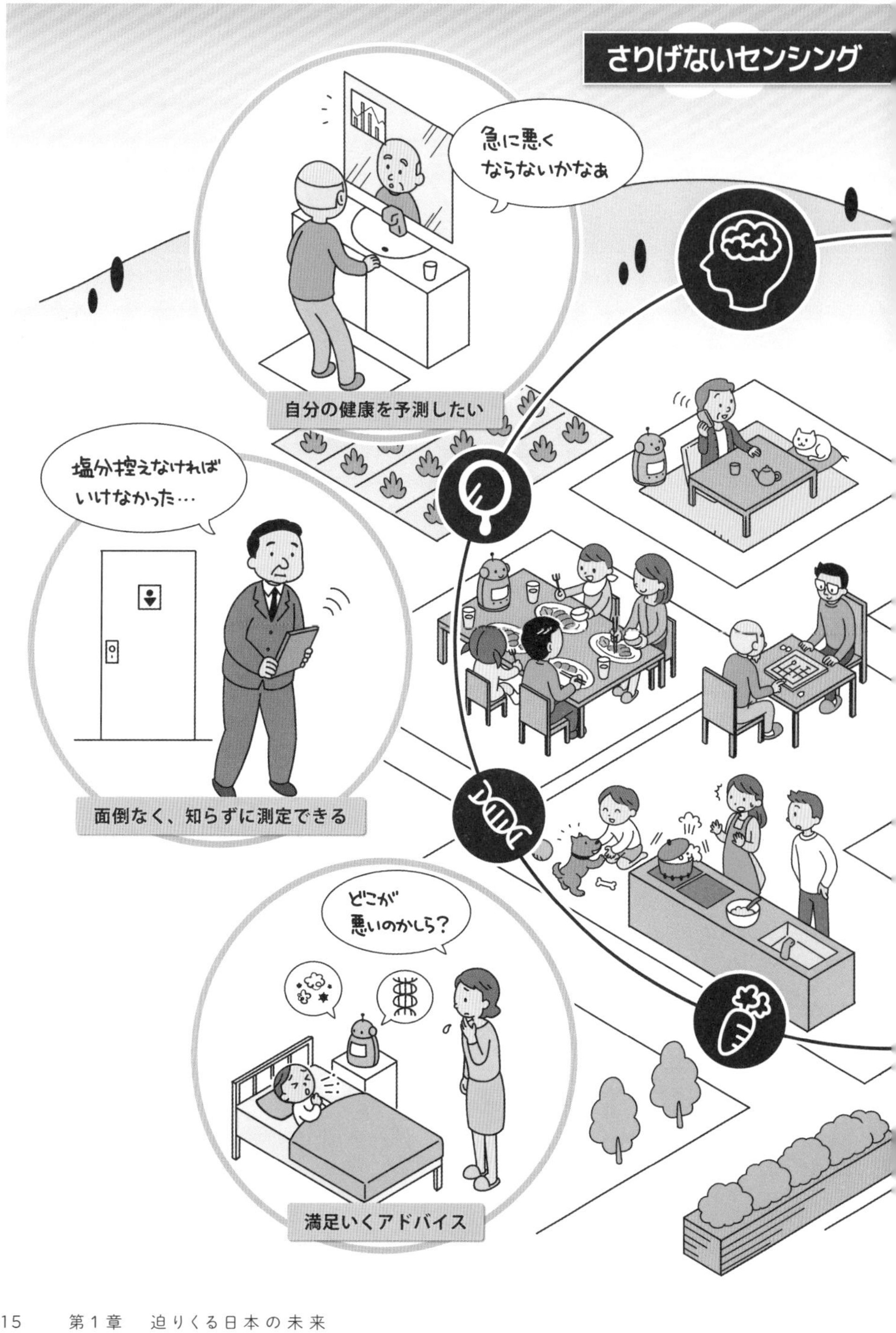
さりげないセンシング
急に悪く
ならないかなあ
自分の健康を予測したい
塩分控えなければ
いけなかった…
面倒なく、知らずに測定できる
どこが
悪いのかしら？
満足いくアドバイス

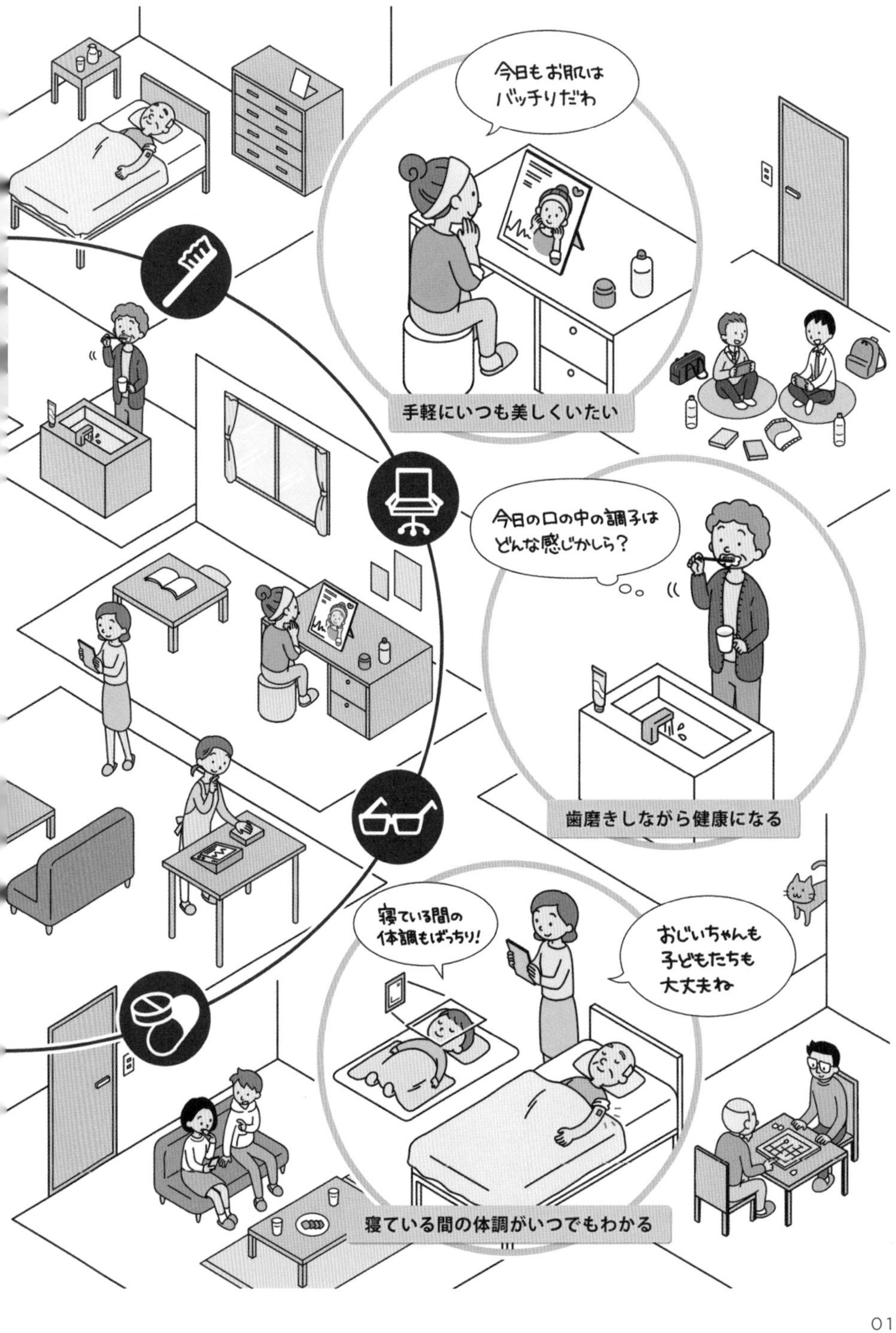
今日もお肌は
バッチリだわ
手軽にいつも美しくいたい
今日の口の中の調子は
どんな感じかしら？
歯磨きしながら健康になる
寝ている間の
体調もばっちり！
おじいちゃんも
子どもたちも
大丈夫ね
寝ている間の体調がいつでもわかる

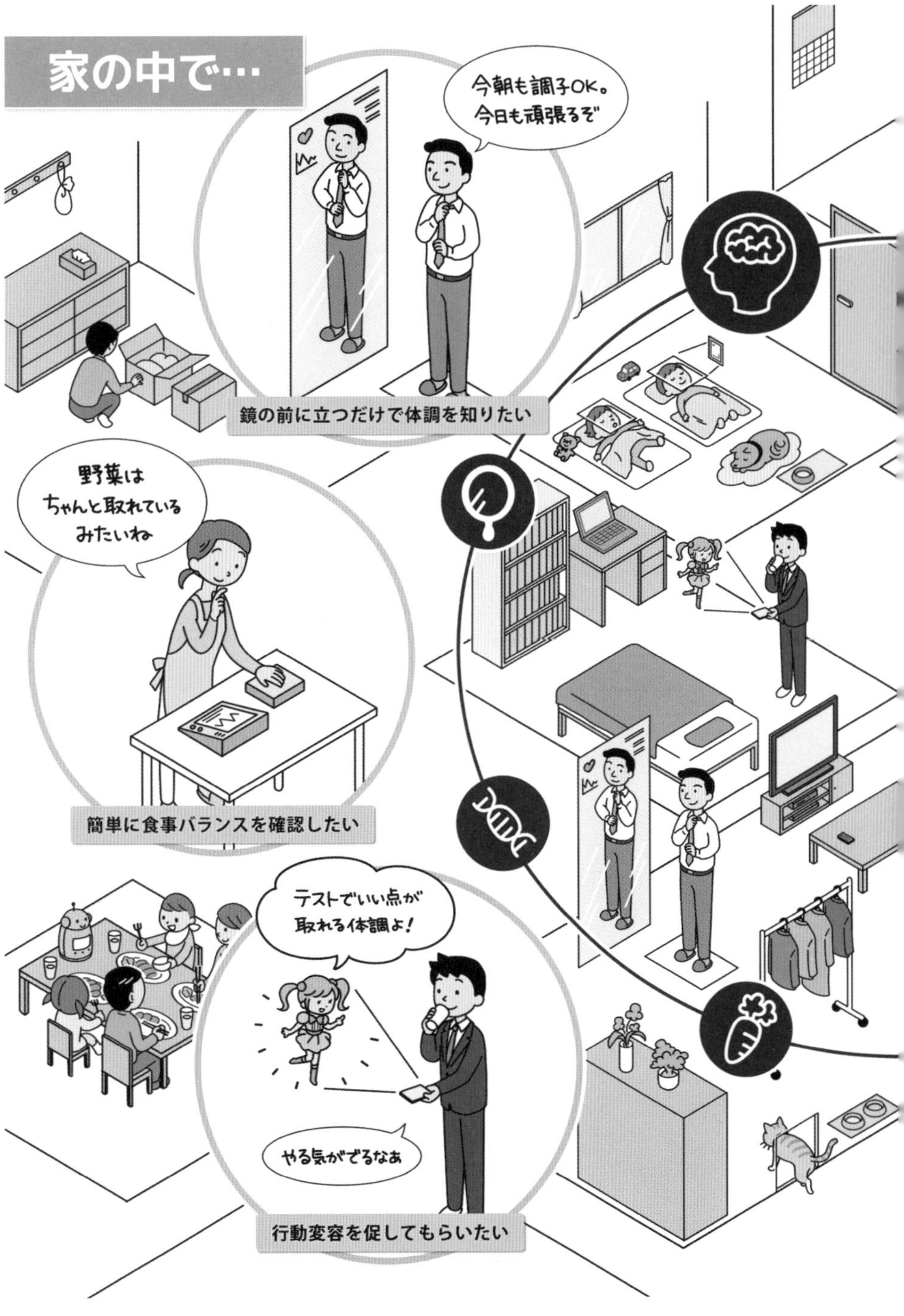
家の中で…
今朝も調子OK。
今日も頑張るぞ
鏡の前に立つだけで体調を知りたい
野菜は
ちゃんと取れている
みたいね
簡単に食事バランスを確認したい
テストでいい点が
取れる体調よ！
やる気がでるなあ
行動変容を促してもらいたい

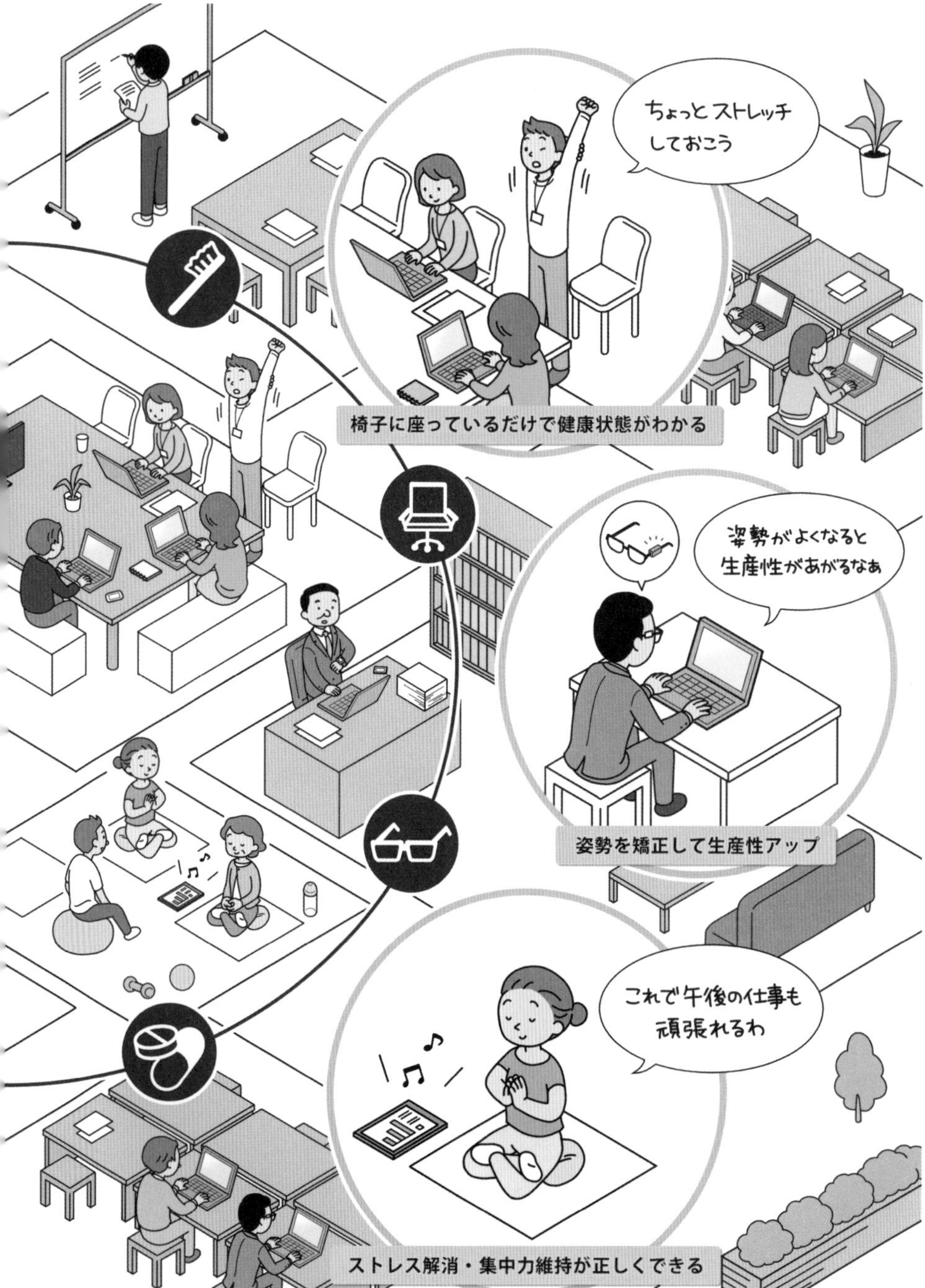
ちょっとストレッチ
しておこう
椅子に座っているだけで健康状態がわかる
姿勢がよくなると
生産性があがるなぁ
姿勢を矯正して生産性アップ
これで午後の仕事も
頑張れるわ
ストレス解消・集中力維持が正しくできる

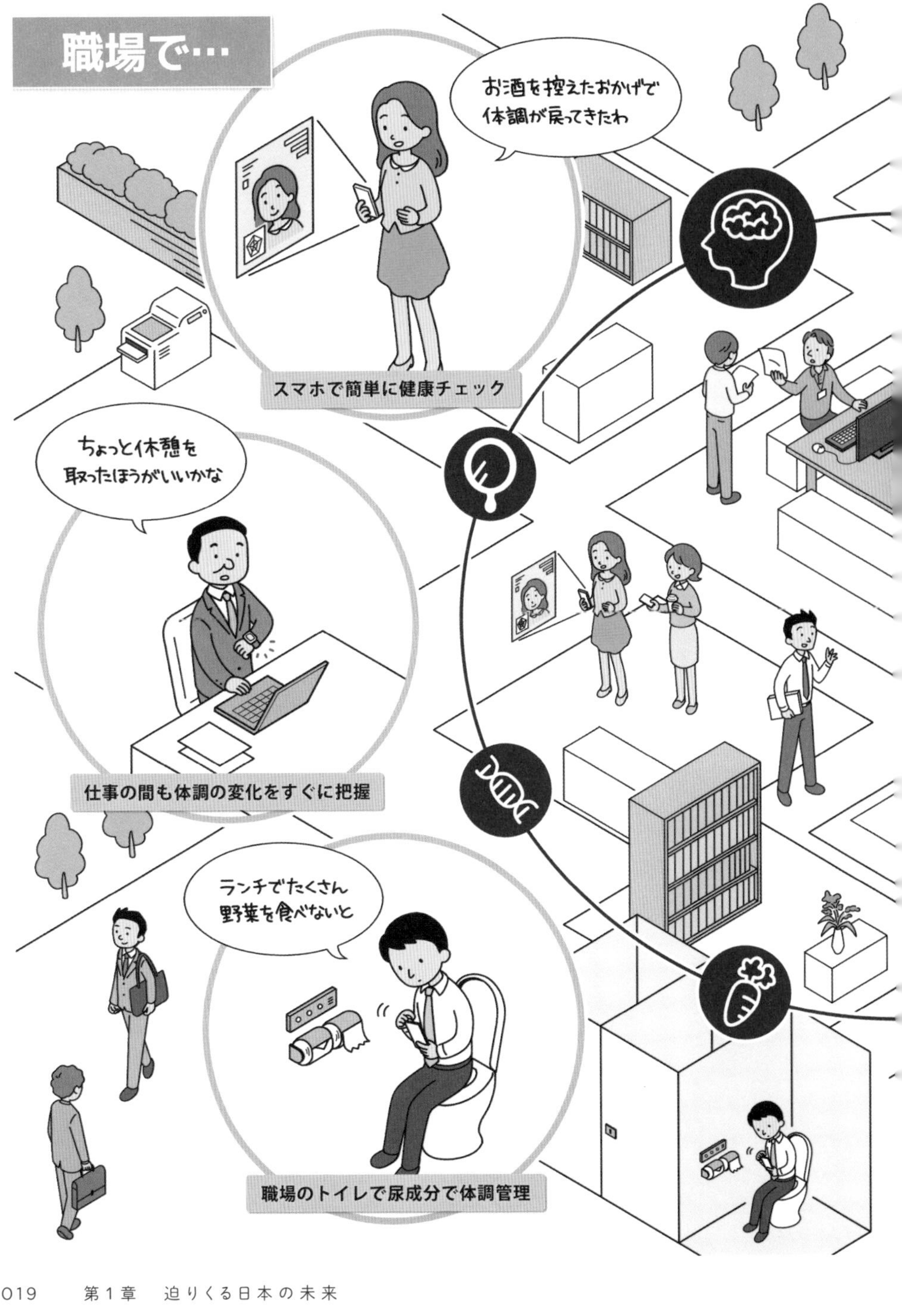
職場で…
お酒を控えたおかげで
体調が戻ってきたわ
スマホで簡単に健康チェック
ちょっと休憩を
取ったほうがいいかな
仕事の間も体調の変化をすぐに把握
ランチでたくさん
野菜を食べないと
職場のトイレで尿成分で体調管理

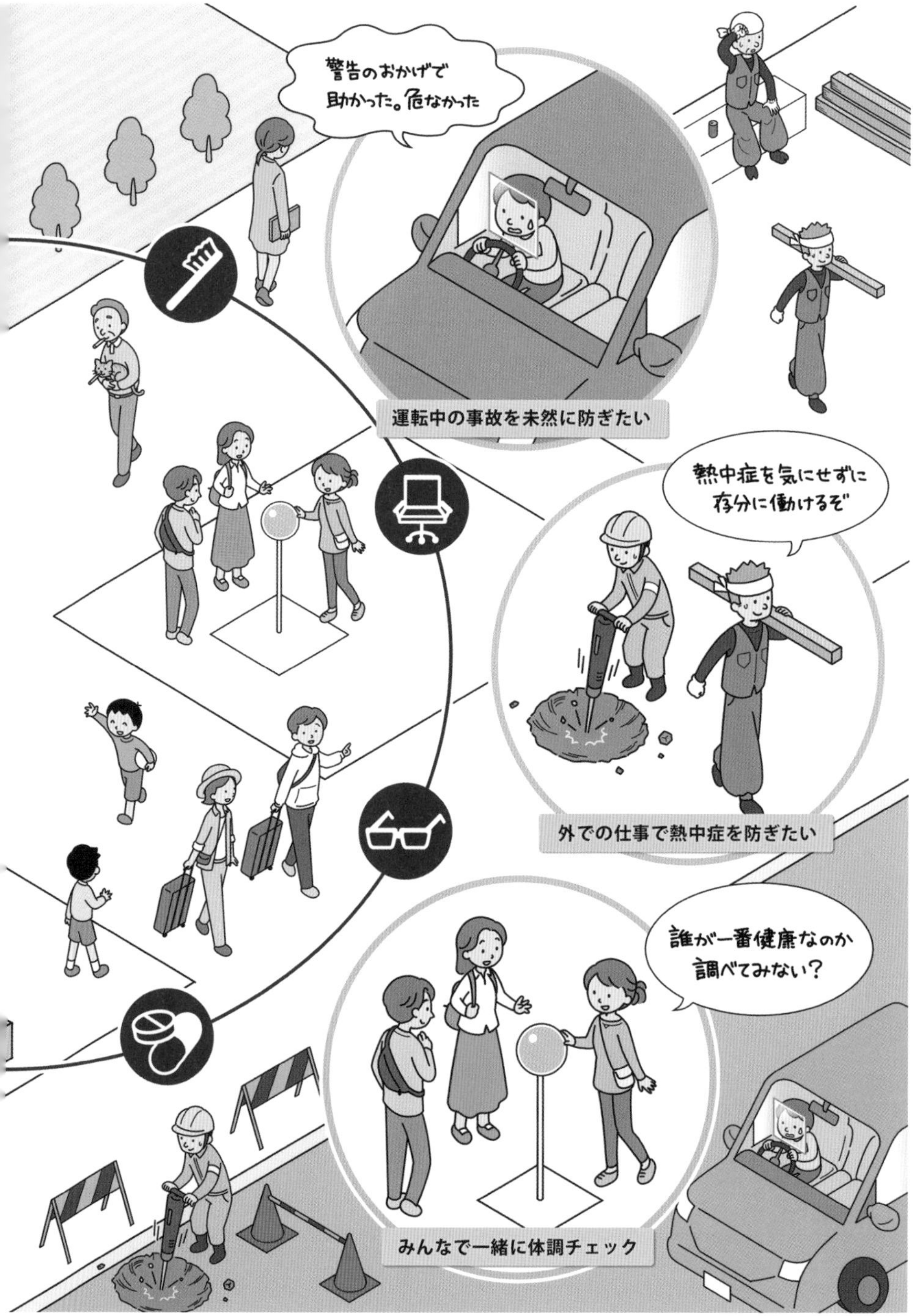
警告のおかげで
助かった。危なかった
運転中の事故を未然に防ぎたい
熱中症を気にせずに
存分に働けるぞ
外での仕事で熱中症を防ぎたい
誰が一番健康なのか
調べてみない？
みんなで一緒に体調チェック

外で…
最高のスコアを
出せそうね
最大のパフォーマンスを実現したい
センサをつけていることが
全然わからないや
皮膚・歯・目からさりげなくセンシングしたい
わしも娘も孫もミケも、
みんなノーストレスだな
みんなのストレスをいつでもチェックしたい

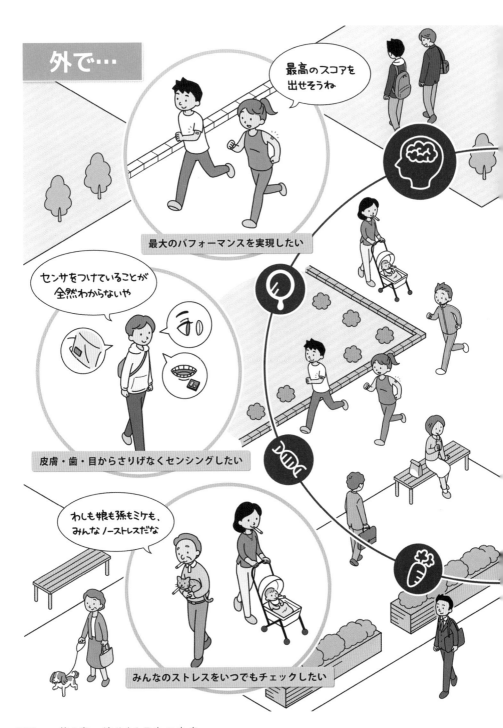

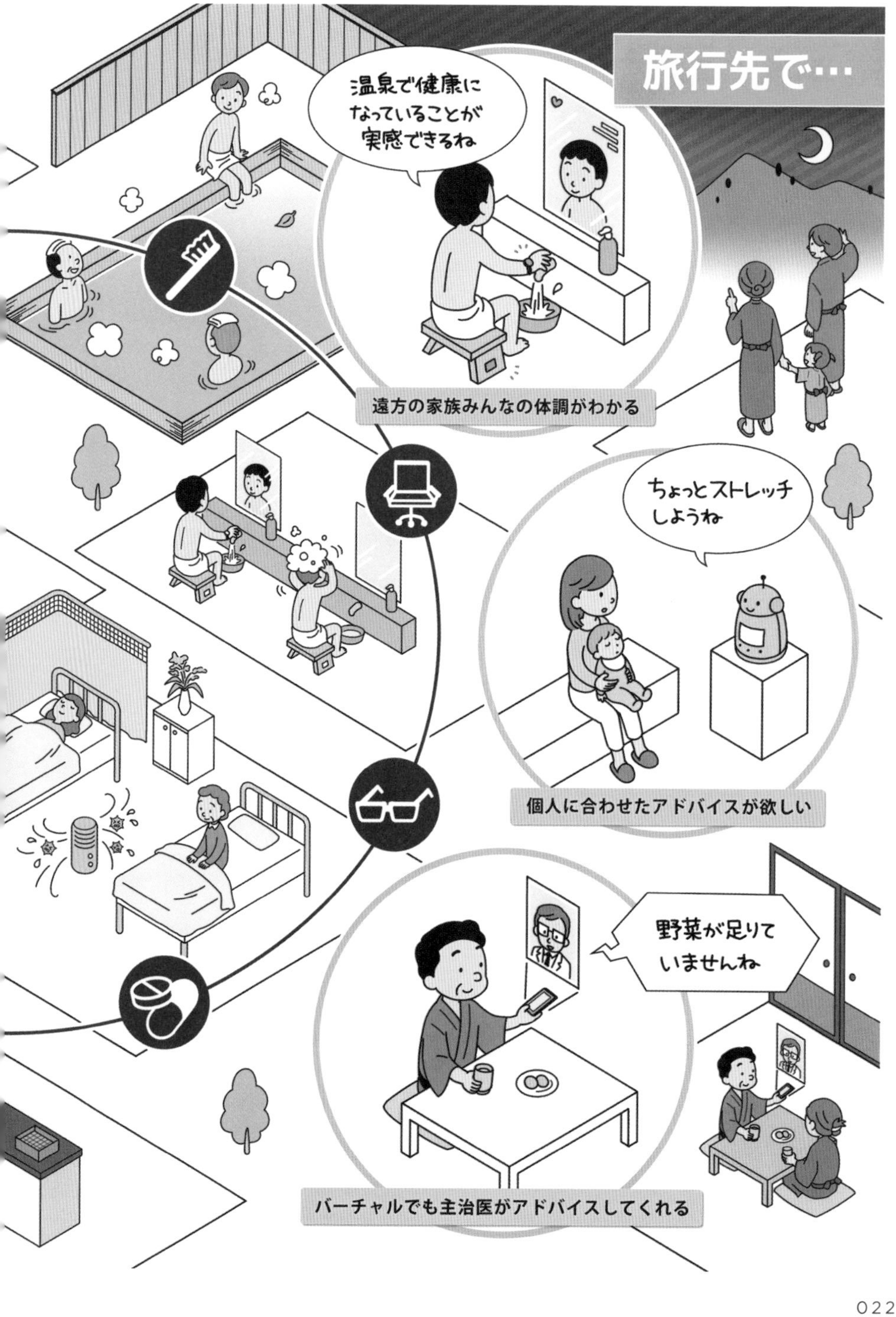

旅行先で…
温泉で健康に
なっていることが
実感できるね
遠方の家族みんなの体調がわかる
ちょっとストレッチ
しようね
個人に合わせたアドバイスが欲しい
野菜が足りて
いませんね
バーチャルでも主治医がアドバイスしてくれる

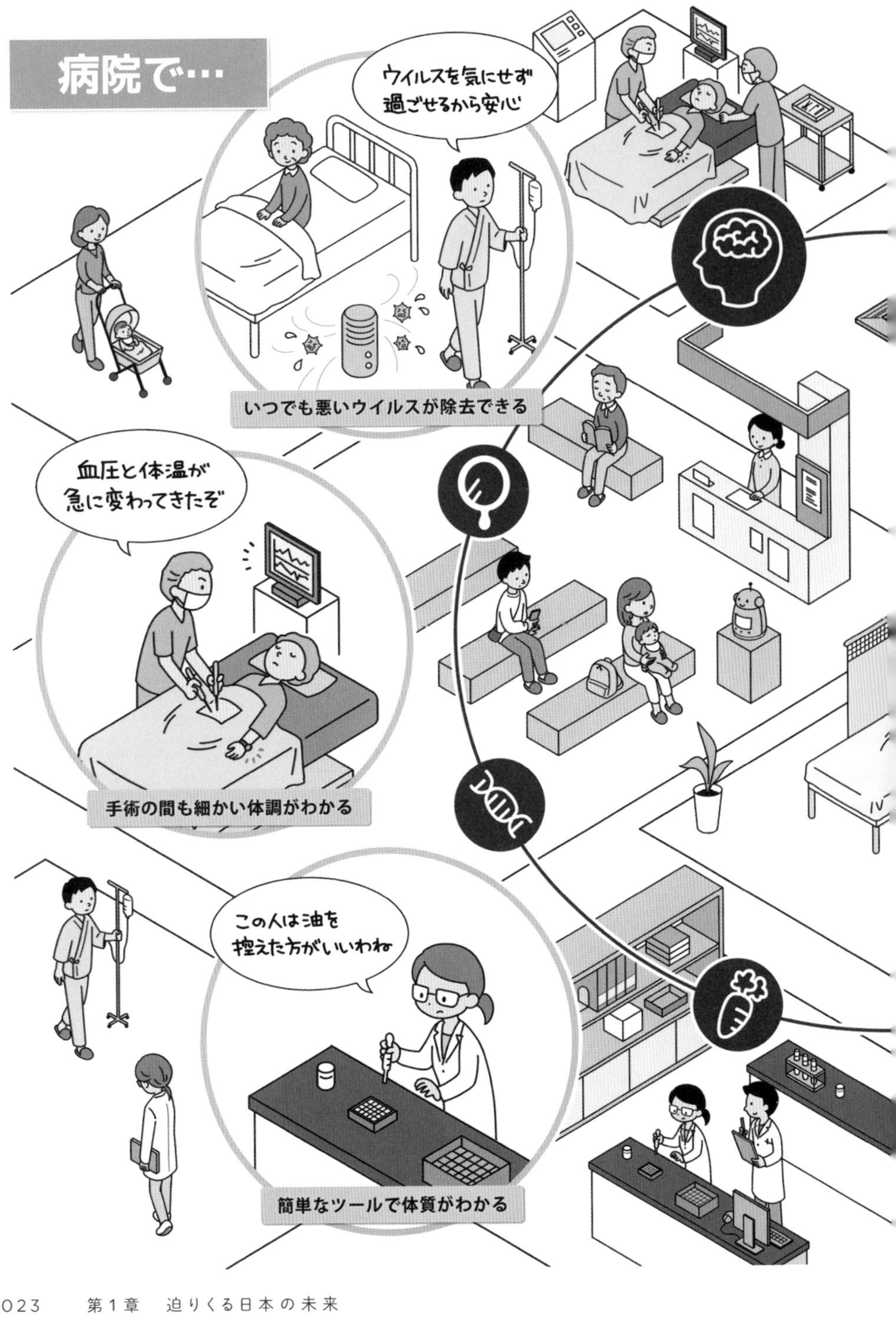
病院で…
ウイルスを気にせず過ごせるから安心
いつでも悪いウイルスが除去できる
血圧と体温が急に変わってきたぞ
手術の間も細かい体調がわかる
この人は油を控えた方がいいわね
簡単なツールで体質がわかる

これが、私たちが目指す自助・共助の社会です。このような理想的な社会を作り出すことで、「20年前の人がちゃんとしてくれれば、こんなに後悔することはなかった」と、未来で後悔する人がいなくなるようにするのが私たちの願いです。

私たちの取り入れた仕組み

私たちは杜の都・仙台にある東北大学を中心に多くの企業や大学の関係者が集まって、この課題に取り組むことにしました。その取り組みにあたって、文系や理系といった区別はありません。むしろ、異なる分野の人たちが集まることで、新たな発想が生まれ出るのです。私たちはそれを10年間にわたって実践してきました。このような活動を進めるために作られたのが、「ＣＯＩ東北拠点」と呼ばれる組織です。ＣＯＩとは、Center Of Innovation プログラムの略で、文部科学省の指導の下、科学技術振興機構（ＪＳＴ）と呼ばれる国立研究開発法人が中心となって進めてきました。「ＣＯＩ東北拠点」は、現在は「未来社会健康デザイン拠点」という新たな組織に進化しています。

最初の活動をはじめたのは２０１３年です。その当時に思い描いていた未来と、今思い描く未来とでは、少し違うところもありますから、私たちは「バックキャスティング」を繰り返し行ってきました。

たとえば、２０２０年から始まった「新型コロナウイルス」によるパンデミック（世界中で感染症が蔓延する状態）については、感染症の学者を含めて、それ以前に予測できた人はほとんど世界にいませんでした。

コロナ禍の中、マスク着用だけではなく、感染のリスクを避けるための行動が増え、たとえば、健康診断や医療機関の利用も大きく制限されるようになりました。このように何か大きなことが起こった場合に世の中が変わるのは当たり前のことで、私たちはそれも踏まえて、来るべき未来はどのような社会なのか、常に考え続ける必要があります。

また、皆さんも聞いたことがある「持続可能な開発目標（ＳＤＧｓ：Sustainable Development Goals）」も古いものではなく、２０１５年から世界に広がったコンセプトです。もちろん、同じような考え方は以前からありましたが、国際連合が先進国も発展途上国も含めた国際目標を掲げたということに、とても大きな意義があります。私たちはＳＤＧｓの達成のためにも力を尽くしています。

（ＳＤＧｓ目標３・d、目標９・１、目標11・３。）

ところで、先ほど東北大学を中心に多くの企業や大学の関係者が集まった、とお話ししましたが、それぞれの役割をきちんと決めることも大切です。高校生の皆さんは、大学は社会に出るための勉強をするところだと思われているかもしれませんが、大学は「学ぶ場」というだけではなく、「研究の場」、そして「新しい価値を作り出す場」でもあります。実際に、世の中に新しい知見や価値を次々と提供しています。ノーベル賞を受賞しているのも、大学で長い間研究をしてきた人が多いです。

しかし、大学は製品を作ったりすることはできませんから、企業の人たちに協力してもらうことが必要です。そこで私たちは、「アンダーワンルーフ」（1つ屋根の下）のチームを作りました。それぞれの損得を超えて、皆が思い描いた未来に向けて共に力を合わせて頑張ることにしたのです。

その実現の効率化のために、私たちは、暮らし、旅行、食事、運動など、様々な生活シーンごとに製品やサービスをイメージしながら共に活動を行うグループを複数作りました。私たちの仲間として30以上の会社が加わり、それが現在は50以上にまで膨らんでいます。これまでの大学と企業との関係には、1対1のものが多かったですが、もちろん1対1ではうまくいかない、または効率的ではないということもあります。そのため、私たちは大学がコアとなって、複数企業が同じ目標に向かって取り組んでいくことに挑戦しました。大学が企業同士を結び付けることから、私たちはこれをＢＵＢ（ビジネス・トゥ・ユニバーシティ・トゥ・ビジネス）と名付けています。さらに新たな会社が加わり、ＢＵＢの数もどんどん増えていきました。

これによって、アンダーワンルーフのもと、色々な会社がバックキャストの視点から、人を変え、社会を変える新たなビジネスモデルを作り上げ、それぞれのビジネスモデルに基づいて製品やサービスを提供していく仕組みが整ったのです。

また、大学における研究開発の体制も重要です。私たちは東北大学のほか、早稲田大学、東北学院大学、新潟大学という他の大学の力も借りて、それぞれが独創的な技術を持つセンサの開発で協力してもらうことにしました。

これら大学と企業を結び付けるために大きな役割を果たしたのが、大学のリサーチ・アドミニストレーター（URA）です。

URAとは、大学の研究やマネジメントに携わる専門人材のことで、2004年度の国立大学の法人化にともない、大学に求められる役割の肥大化、高等教育の国際的競争の激化、さらには研究プロジェクトの大型化など、大学を取り巻く環境が大きく変化したことで導入されるようになりました。それまでの研究者・事務職員だけでは、大学の本来の使命である研究とそれを土台とした高度な人材育成、そして産学官連携を含む社会実装に対応できなくなってきたのです。2013年度には研究大学強化促進事業が始まり、URA組織の体制整備と環境整備が大きく進展しました。

東北大学のURAは、大学、企業、自治体を結び付け、先ほど説明したBUBの体制を作り上げることにも主導的な役割を果たしました。若手人材が活躍できる連携などの仕組みなどを作ることにも大きく貢献しました。COI東北拠点の活動は、URAがマネジメントの専門人材として巨大プロジェクトの舵取りをするサーバント・リーダーとして活躍した日本初の事例としても大変注目されています。

私たちが作り出してきたもの

私たちが心掛けたのは、「大学が面白いものを作り、それを企業がどのような製品やサービスにするかを考える」という発想から、「未来の人たちが使っている製品やサービスをイメージし、それを企業が実現するのにあたって、大学からどのようなアイデアや技術を提供することができるかを考える」という発想に転換することでした。これが研究開発活動における「バックキャスティング」の具体的な考え方です。

このアプローチが重要である理由を、例をひとつ挙げて説明しましょう。

アメリカの発明王として知られるトーマス・エジソンが蓄音機（録音機）を発明した後、なかなかその技術は実用化されませんでした。というのも、エジソンは人の言葉を録音して再生できる点に着目したのですが、そのことにこだわりすぎて売り込みはうまくいかず、蓄音機を内蔵した「おしゃべり人形」などもまったく売れませんでした。そのためエジソンの蓄音機は発明から1

年もたたずに生産中止へと追い込まれてしまうのです。その後、ライバルによる改良品の登場もあり、音楽の録音・再生という機能が評価されて実用化へと繋がるのですが、エジソンはレコード産業への参入には乗り遅れてしまいました。「必要とされるものを作る」という順序で作られたものであれば、このようなことが起きずに済んだのは間違いありません。

この「バックキャスティング」の活動に加えて、私たちはデータを活用できるようにするための仕組みづくりも行いました。センサで集めたデータの利用・活用をお医者さんなど医療関係者だけではなく、一般の人へと拡大する「健診の民主化」を進めるべく、「日常人間ドック」をシステムとして使えるようにするためのプラットフォームの開発を積極的に進めたのです。

また、集めたデータをきちんと使えるようにするためには、それをきちんとまとめて解析してフィードバックするための仕組みが必要です。私たちは人工知能（AI）を活用し、人間が持っている「思いやり」の気持ちを行動の変化へとつなげるための仕組みをプラットフォームに取り入れて、これを「思いやりAI（愛）」と名付けました。

こういったネーミングはコンセプトを誰にでもわかるようにあらわすという点において重要で、「日常人間ドック」と「思いやりAI（愛）」は、日本の特許庁で商標登録されています。（＊7）

このような多様な活動を続けることが、大学の活動を持続的に進めることにつながり、さらに、将来の社会や産業の在り方を根本的に変える大きなインパクトを世の中に与えることとなります。

まとめますと、理想的な未来の社会を作り出すために「日常人間ドック」を身近なものとすべく、私たちは多様なセンサを生活の様々なシーンに設置し、それを皆でシェアできる仕組みを作ってきました。そしてその実現にあたり、複数の大学や企業が連携する基盤としてＢＵＢという体制を作り出してそのもとで活動することで、人と社会が変わる未来を作り出すことを可能としたのです。

その成果として、私たちは、２０２１年10月、「世界４大デザイン賞」のひとつとされる「グッドデザイン賞２０２１」を受賞しました。（＊８）審査員の方々からは「モデル事業として、各地への普及と発展を期待したい」という期待の言葉もいただきました。私たちは「日常人間ドック」をさらに世界へと広げていきたいと考えています。

ここから先は、ここまで説明してきた私たちの様々な取り組みについて、もっと詳しく見ていくことにしましょう。

TOPIC 1

「塩は控えめで野菜を食べると体に良い」あなたのバランスは？

東北大学　東北メディカル・メガバンク機構　教授　寳澤篤
東北大学　東北メディカル・メガバンク機構　講師　小暮真奈

なかなか変えることができないご自身やご家族の生活習慣に悩んでいませんか？　お母さんの作る料理がいつもしょっぱいとか、お父さんが野菜をとらずにお肉ばかり食べているとか、食事に関する習慣は特に変えることが難しいと言われています。しかし、たったひとつのセンサを導入しただけで、驚くべき結果が出た事例についてご紹介します。

塩をとりすぎると血圧が上がる

「塩分の摂取量が多いと血圧を上げる」こんな話を聞いたことはないでしょうか？　いろいろな病気の原因を調べる研究（疫学研究と言います）によって、この関連は調べられてきました。最も早く始められた研究では、塩分の摂取量が多い地域（日本など）では高血圧者の頻度が高く、塩分の摂取量が少ない地域では高血圧者の頻度が少ないことが報告され、塩分と高血圧の関係を疑うところからはじまったのですが、最近の研究では、食事内容を全く同じにして塩分量だけを変えるとどうなるかという実験的研究（介入研究と言います）で、塩分量を減らすと実際に血圧が下がることが証明されました。

それでは、あなたは塩分をどのくらいとっているかご存じですか？　そもそもどうやって調べたらよいのでしょう？　食事調査については1日に何を食べたか思い出すやり方が一般的です。しかしご飯を食べた、お肉を食べた、野菜を食べた……までは何とか思い出すことができるかもしれませんが、それぞれにどんな味付けでどのくらい塩が含まれていたのか、さらにはどのくらい塩や醤油などの調味料をかけたか、を評価しないといけません。以上からも自分がどのくらい塩分をとっているのか、正確に思い出すことは難しいことが分かるかと思います。自分の食事の塩分量を理解できている人はすごく少なくなると思われます。

それでは思い出しに頼らずに塩分の摂取の評価が可能なのでしょうか。医学的にはできるだけ正確に塩分摂取量を評価するためには、尿から塩分がほとんど排泄されることを利用して1日に排泄された尿（おしっこ）の中に含まれるナトリウムから1日に食べた塩分の量を推定（予想）する形をとっています。つまり24時間尿をため続けて、量の測定とその濃度から1日の塩分摂取量を予想するのです。これが大変なのも想像がつくかと思います。

それに代わる指標として、その場で出した尿に含まれているクレアチニンという物質（身長・

体重でおおよその1日排泄量が予想できる）を測ることで、その尿が1日排泄量のうち何%を占めているかを推定し、1日の塩分摂取量を計算するというやり方も開発されました。

こちらも検査会社に検査をしてもらわなくてはならないので、測定に時間がかかることは想像がつくと思います。

つまり、あなたが塩分をどのくらいとっているかを「その場」で「簡単に」測定することは難しいのです。

野菜を食べると血圧が下がる

「野菜を食べると健康に良い」こちらもよく聞くフレーズです。これは「コホート研究」という疫学研究によって野菜を食べている人は脳や心臓の血管の病気・がんなどの発生率が低いことが明らかになっています。血圧を下げる効果についても野菜に含まれているカリウムを多く含む食事を食べてもらう実験で証明されています。

それでは野菜をどれだけ食べているか？　こちらは皆さん分かりますか？　これも正確に評価するのはとても大変なのです。塩分と同様に1回の尿からカリウム摂取量を推定することもできるようになりましたが、いずれも「その場」で「簡単に」測定することは難しい状況でした。

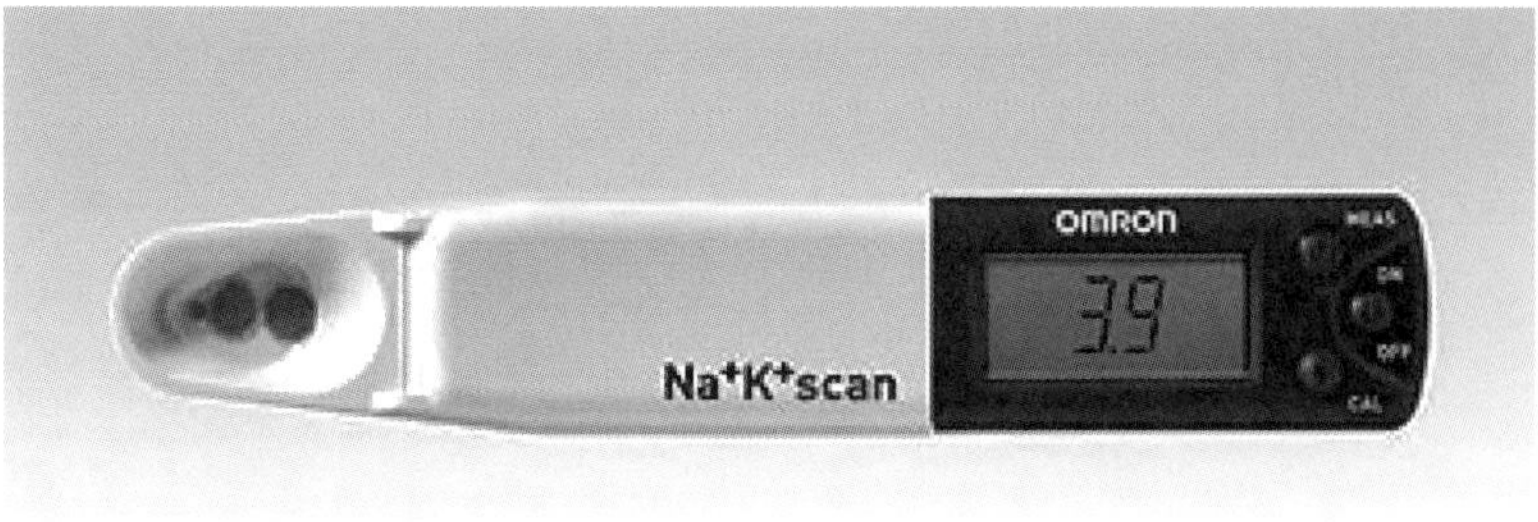

図1. ナトカリ計®

尿中のナトリウム・カリウムの比

そんな中、ある程度塩分摂取量と野菜摂取のバランスを予想することのできるキットが開発されました。オムロン ヘルスケア株式会社の開発したナトカリ計®です。この機器では尿中のナトリウムと尿中のカリウム濃度を同時に測定することで、塩分摂取と野菜摂取のバランスをおおまかに理解することができます。しかも測定時間は尿をたらして1－2分程度なので「塩分」「カリウム」そのものではないのですが、そのバランスを「その場」で「簡単に」測定することが可能となりました。

この機器が健康に与えるインパクトがどのくらいか、それを世の中に持ち込んで検証することに、東北大学が中心となって組織されたCOI東北拠点が挑戦しました。

COI東北拠点での挑戦1　血圧高めの人の指導に使えるか？

COI東北拠点では拠点メンバーのオムロン ヘルスケア株式会社と一緒に、この機械の社会実装について検討しました。その第一号が宮城県七ヶ浜町で行われた保健指導にナトカリ計を追加するという試みでした。保健指導対象者の方でご協力いただける方にナトカリ計をお貸しして、朝晩の尿ナトカリ比を測定してきてもらったのです。その結果、誰でもこの機器を使って測定ができること、測定結果を見て自分の食事を振り返ることができることが分かりました。指導をした保健師さんたちにとっても自分の目で尿ナトカリ比を測定してもらうことで「塩の多い食事や野菜の少ない食事をするとナトカリ比が上がる」ということを理解してもらいやすかったと好評でした。

COI東北拠点の挑戦2　町全体で測ったらどうなるか？

私が担当している東北大学東北メディカル・メガバンク機構のコホート調査では、ご協力いただいた地域の方に分析の中間段階で見えてきたことをご報告する結果説明会を実施していました。市町村ごとの結果の比較も行っていたのですが、宮城県登米市での結果報告会の際、尿

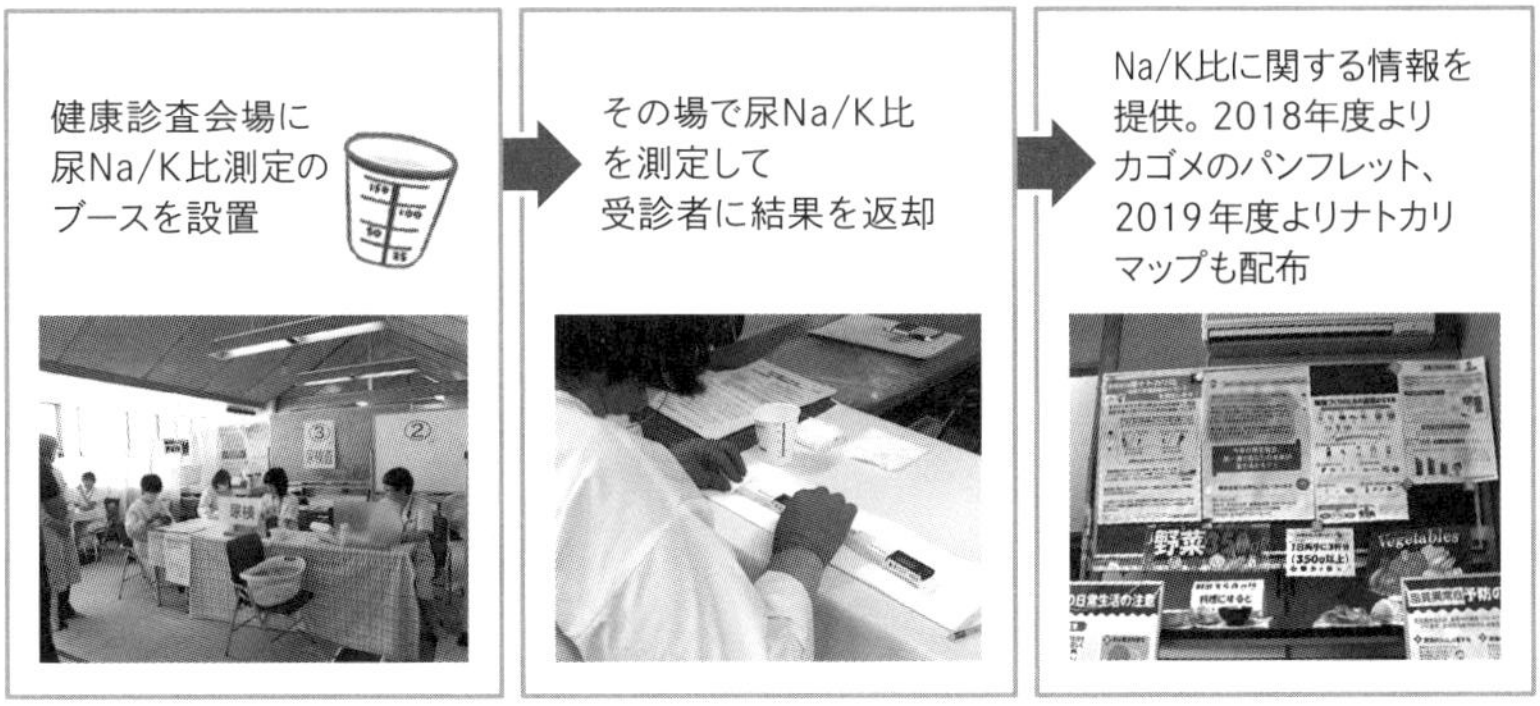
健康診査会場に
尿Na/K比測定の
ブースを設置
その場で尿Na/K比
を測定して
受診者に結果を返却
Na/K比に関する情報を
提供。2018年度より
カゴメのパンフレット、
2019年度よりナトカリ
マップも配布
野菜

イラスト引用：http://www.irasutoya.com/

図2.登米市での測定風景とナトカリブース

ナトカリ比が県内の他の地域より高かったことを報告したところ、登米市の課長さんから、何とかして引き続き登米市の住民の方の塩分と野菜のバランスの評価をし続けることはできないか、というご相談をいただきました。その時、パッと思い浮かんだのが、COI東北拠点で使用していたナトカリ計を、登米市で実施している健康診査（健診）の場に持ち込んで測定し、簡単でいいので住民の皆様に「自分のナトカリ比」を知ってもらうことでした。1万人を超える方が毎年受ける健診に項目を1つ追加するということはとても大変なのですが、登米市の健康推進課の職員だけでなく栄養士の方々のご協力も得て、調査を実施することができました。この時結果として期待していたのは、指標としては面白いものの、毎日の食事は変動するので、例えば尿ナトカリ比の高い地域では地域全体の血圧が高い、くらいの結果が得られれば十分ではないか、また1万人のデータを使えば尿ナトカリ比が高い人で血圧が高いという関連が見られるのではないか、と考えていました。

結果をみて最初に確認したのは登米市内で尿ナトカリ比が高い地域では地域全体の血圧が高いのか、でした。その結果、尿ナトカリ比の高い地域3ケ所が他の地域と比べ血圧の平均値も高いことが分かりました。また、全体で見た場合でも尿ナトカリ比が高い人ほど血圧が高いことが確認されたのです。

町全体で測った結果はどうだったのか?↓2年目

一定の成果があがり、翌年も尿ナトカリ比測定が健診会場で実施されました。その場での気づきとして、意外と住民の皆様が昨年に尿ナトカリ比測定が行われたことを覚えていたということ、その結果として、今年は塩分に少し気を付けたという人たちがパラパラといらっしゃったことが挙げられます。健診そのものは無事に終了したのですが、ある日、結果の集計をしていたこの調査担当の小暮講師(当時助教)が、部屋に飛び込んできました。どうやら町全体の血圧も尿ナトカリ比も下がっているというのです。確かに尿ナトカリ比に少し気を付ける人が増えて、その人たちの血圧が少し下がればそういったことは起きるかもしれないのですが、科学者ですので自分に都合のいい結果に飛びつくのではなく、血圧に影響を与える他の因子、肥満の程度、飲酒の程度、などが変わったかもしれない、また、血圧は暖かくなると下がりますの

全体(n=12,877)		
収縮期血圧	**β**	**P値**
年齢（2017年度）	0.02	<0.01
性（対男性）	1.47	<0.01
飲酒量の差（2018年度－2017年度）	1.41	<0.01
BMIの差（2018年度－2017年度）	2.25	<0.01
尿ナトカリ比値変化（2018年度－2017年度）	0.43	<0.01
拡張期血圧		
年齢（2017年度）	0.00	0.97
性（対 男性）	0.98	<0.01
飲酒量の差（2018年度－2017年度）	0.73	<0.01
BMIの差（2018年度－2017年度）	1.26	<0.01
尿ナトカリ比値変化（2018年度－2017年度）	0.22	<0.01

尿ナトカリ比値の低下はBMI・飲酒量の変化と独立して血圧値の低下と関連した根拠

図3.尿ナトカリ比値変化と血圧値変化との関連

で、前の年よりも少し暖かかったかもしれない、もしかすると日本全国の血圧が下がり気味で、全国でそういった動きがあるのかもしれない……などいろいろな可能性を検討しました。しかし、そのうえでも、どうやら尿ナトカリ比を測ることで住民の方々の意識が少しずつ変わり、尿ナトカリ比も血圧も下がったという解釈が一番正しいのではないかと考えています。ちなみに住民の方々の血圧変化が何で説明されているのかを調べたところ一番は体重（やせると血圧は下がり、太ると血圧が上がる）。その次に尿ナトカリ比でした（塩分摂取が増えたり、野菜の摂取が減ったりして尿ナトカリ比が上がると血圧は上がる）。

この成果は小暮講師が日本の高血圧学会の英文雑誌に報告しています。（＊1）

どうやったらナトカリ比は下げられるの？

健診で尿ナトカリ比を測定する、または保健指導で尿ナトカリ比を測定すると「何を食べたらいいの？」「どんな食品にナトリウムが多く含まれているの？　どんな食品にカリウムが多く含まれているの？」こういった問い合わせが増えてきました。そんな中、この時期にCOI東北拠点に参画してくれたカゴメ株式会社の方々と相談をして、食品中の塩分量とカリウム量のバランスについて一目でわかる表が欲しいという話となりました。開発されたのがナトカリマップ®で、どんな食事にナトリウムが多く、どんな食事にカリウムが多いかが一目で分かるように作りました。作りながら分かったのは主菜と副菜でだいぶ見える光景が違うことです。ナトカリバランスを考えても、副菜を多くとることが重要だということが見えてきました。このマップの中には主菜にこれを加えるとナトカリバランスが少し変わります、といった工夫も載せています。ナトカリ比を意識してくれた人たちにどうすればよいかの資料を提供することができたと考えています。

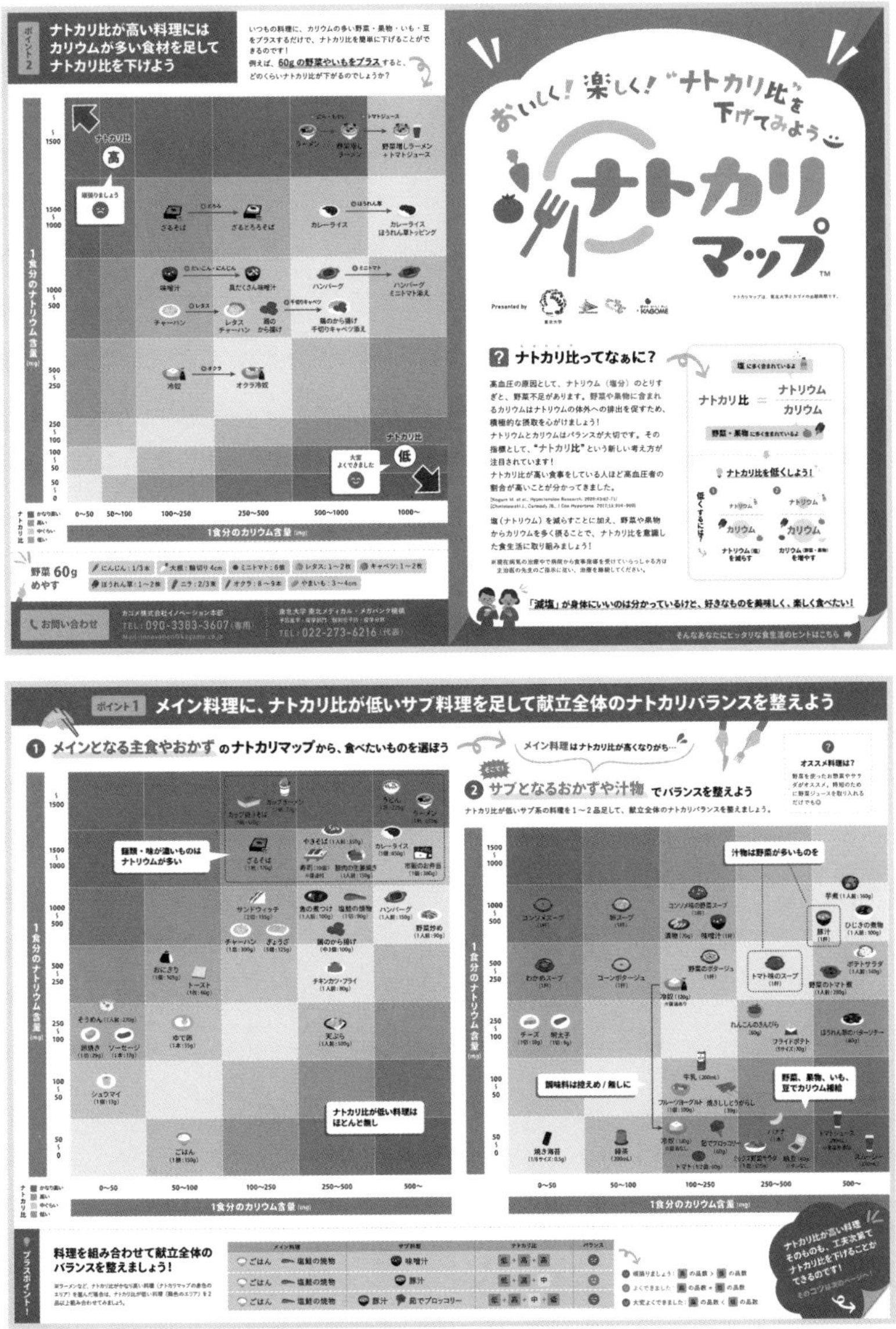
ポイント2
ナトカリ比が高い料理には
カリウムが多い食材を足して
ナトカリ比を下げよう
いつもの料理に、カリウムの多い野菜・果物・いも・豆をプラスするだけで、ナトカリ比を簡単に下げることができるのです！
例えば、60gの野菜やいもをプラスすると、どのくらいナトカリ比が下がるのでしょうか？
ナトカリ比
高
低
1食分のナトリウム含量
1食分のカリウム含量
野菜60g めやす
お問い合わせ
おいしく！楽しく！"ナトカリ比"を下げてみよう
ナトカリマップ
ナトカリ比ってなぁに？
ナトカリ比 ＝ ナトリウム / カリウム
「減塩」が身体にいいのは分かっているけど、好きなものを美味しく、楽しく食べたい！
ポイント1
メイン料理に、ナトカリ比が低いサブ料理を足して献立全体のナトカリバランスを整えよう
メインとなる主食やおかずのナトカリマップから、食べたいものを選ぼう
メイン料理はナトカリ比が高くなりがち…
サブとなるおかずや汁物でバランスを整えよう
麺類・味が濃いものはナトリウムが多い
ナトカリ比が低い料理ははとんど無し
汁物は野菜が多いものを
調味料は控えめ／無しに
野菜、果物、いも、豆でカリウム補給
料理を組み合わせて献立全体のバランスを整えましょう！
プラスポイント！
図4.ナトカリマップ®

広がるナトカリ比測定

登米市での成果は3年目においても改善がみられました。やはり大きな変化ではないのですが少しずつ尿ナトカリ比も血圧も下がってきました。また、簡便なインターネット調査を実施したところ、健診を受けていない人も含めてナトカリ比という言葉を知っている人の割合が登米市では宮城県の他のエリア、他県（栃木県と京都府をセレクト）と比べても明らかに高いという状況になりました。健診を受けている人だけでなく「塩分と野菜のバランスの重要性」が市民全体に広がってきた可能性があるのです。

この「尿ナトカリ比測定」を健診で実施するエリアも増えてきました。宮城県大崎市やいくつかの職域での健診会場で、尿ナトカリ比測定が開始されています。また、全国的にも「ナトカリ比」を活用した健診についての研究が始まっています。まだ、その成果は見えてきていませんが、少しずつ住民の方々が塩分と野菜の摂取バランスを意識することは町全体の健康を良くしていくと思っています。

住民みんなを健康に

少しずつ住民の方々が食事のバランスに気を付けることができたら、どのようなことがもたらされるのでしょうか、血圧が下がると動脈硬化の進みが遅くなり、脳卒中・心臓病などの病気が減ります。減塩・増野菜によってがんも減っていくことが期待されます。元気な人が増えればそれだけ町も元気になることが期待されます。多くの人の健康を守ることを「公衆衛生」といいますが、その実現を目指して地道に研究を進めていきたいと思っています。

第2章

未来のヘルスケアに向けた人文社会系の取り組み

東北大学 経済学研究科 高齢経済社会研究センター長 教授　吉田浩
東北大学 経済学研究科 高齢経済社会研究センター 特任助教　陳鳳明
山形大学 人文社会科学部 講師　岡庭英重

TOPIC 2

様々な生活シーンで活用される「魔法の鏡」について

技術的な価値を社会の問題解決に活かす

人口の高齢化は、社会に占める高齢者の割合が高くなるという人口現象ですが、これによって私たちの社会にどのような影響が及ぶのかをコストとして金額表示し、見える化して考えてみましょう。

人口高齢化のコストを見える化する

高齢化の進行により、今後医療費をはじめとした社会保障のための費用の増加が予想されています。政府の推計によると医療費は現在の39・2兆円が2040年度には68・3兆円〜70・1兆円あまりに増加すると予想されています。(＊1)これは現状の医療費の1・74倍〜1・79倍にあたります。高齢化に伴い疾病の発生が増加するためです。

医療のための支出が多いことは、それだけ医療が充実しているという望ましい側面も表していますが、若年勤労世代にとってはその医療費のための税や保険料が増加するという側面もあります。仮に、将来の医療費支出が推計の中間の1・76倍程度になれば、単純に考えると皆さんが働いて納める税金や社会保険料の負担を同じだけ引き上げなければなりません。しかし、よく考えると、高齢化は高齢者が増えるだけでなく、少子化により若い世代の人口も減少するので、若い世代１人当たりで考えるとさらに多くの負担をしなければならないことになります。

問題をバックキャスティングで考える

では、このまま高齢化が進むと、若い世代１人当たりの負担はどれだけ増え、そしてそれを回避するためには、逆に医療費支出等がどれだけ削減されることが必要かをバックキャスティングの考え方で逆算してみましょう。

国立社会保障・人口問題研究所によれば、２０４５年の15歳から64歳のいわゆる働く世代の人口は、２０１８年と比べて７割強程度（マイナス26％）に減少すると予想されています。（＊２）

今後、技術の進歩などで生産年齢人口の１人当たりの生産性（ものを創り出す力）が１年あたり２％で増加するとすれば、

医療費を負担する側の伸び率＝

$$\{支える人口(0.74倍) \times 所得成長((1+0.02)^{(2045-2018)})\} = 1.388$$

となります。経済成長を加味しても、将来の1人当たりの負担は1・4倍程度になるので、医療を支える働く世代の負担が現在と変わらずに、日本の医療保険制度が持続可能であるためには、医療費を40%近く減らさなければならないことになります。

医療費を削減するための方法

医療費を減らすためにもっとも単純な発想をすると、医療費として診療機関に支払われる費用を値下げして削減することが考えられます。しかし、実際にそのようなことは可能でしょうか。平成30年の「病院経営実態調査」によると、日本の病院の70%以上が実は赤字であり、病院への支払い（診療報酬）の値下げだけでは限界があることがわかります。（＊3）また、新型コロナの際の医療崩壊の例でわかるとおり、人々が病院に行くことができなくなると、たちまち重症化して亡くなる人が増えてしまいます。そこで、病気になった後にあわてて医療費を引き下げようとするのではなく、病気になる前に予防して、医療費が発生しないようにすることが重要であるといえます。

COI東北拠点の「さりげないセンシング」は、日常生活の中で健康情報を収集し、人々にこの情報を知らせることで、健康増進活動を引き起こすことを考えています。そこで、そもそも健康診断を受けることでどの程度医療費が少なくなるのかを見てみましょう。厚生労働省の資料によれば、熊本県のある町では、健康診断を受けている人はそうでない人の医療費の半分程度に低いことがわかりました。（＊4）このように、健康診断が役に立ちそうなことが分かったところで、実際には日本全体で健康診断を受けている人はどのくらいいるのでしょうか。「平成28年国民生活基礎調査」（厚生労働省）によると、健康診断を受けている人の割合は全国平均で7割弱でした。（＊5）そこで、健康診断を受けない残りの30％の医療費が高い人が、きちんと健康診断を受け、医療費が受診している人のレベルにまで半減すると仮定し、医療費を試算してみました。（＊6）

ここでは、健康診断に行っている人（全体の7割）の1人平均での医療費をMとすると、健康診断を受診しない人（残りの3割）の医療費は2Mとなります。このとき、2045年に予想される医療費を（現状から計算した68・3兆円〜70・1兆円の中間の）69兆円とすると、

$$2M \times 30\% + M \times 70\% = 69兆円$$

です。ここからMを求めると、53・1兆円となります。ここで、「日常人間ドック」で健診受診率が100％となったとすると、

2M×0%＋M×100%＝53.1兆円

で、両者の差異は２０４５年の1年分だけでも15・9兆円です。したがって、ＣＯＩ東北拠点が実現する社会の医療費の減少部分だけでも1年間で15・9兆円（２０４５年ベース、概算）となります。69兆円の医療費の15・9兆円分が節約できると、それは23％の節約になりますから、将来の世代の負担を増やさないために40％の医療費の節約が求められるうち、その半分以上を健診増強で賄うことができるわけです。

参考までに、東京都オリンピック・パラリンピック準備局の算定によると、東京オリンピック招致が決まった２０１３年から大会が終了した10年後の２０３０年までの18年間での経済効果は約32兆円と予測されています。（＊７）単純に1年間で割ると2兆円以下ですから、ＣＯＩ東北拠点の生み出せる経済的な価値は非常に大きなものといえます。

新型コロナのもとでの健康生産社会

新型コロナウイルスの流行で、病院を中心とした集中型の健康管理は限界に直面したことが分かりました。そこで、これまでの病院に依存しがちな保健活動を、個人が中心となって実行し、

	これまで	今後
健康生産の場	病院中心	家庭・個人＋病院の連携
タイミング	発病後（治療）	発病前（予防）
費用負担	社会（健康保険）	社会保険＋個人の予防努力

図1.分散型健康生産社会の概念　（出所）筆者作成

各家庭の日常生活をその舞台とすることが必要です。また、保健活動の時間的な焦点を、発病後に社会保険の費用を用いて手当てすることから、発病前（未病）、予防へと移して、症状が進行する前に健康を維持し、回復するようにシフトしていくことが求められます。これを私たちは「分散型健康生産社会」と呼んでいます。（＊8）

このように、病院に集まるのではなく、分散型で健康を創り出す社会の必要性について以下の3つの観点から検討します。

第1に、新型コロナウイルスの流行する社会の中での健康維持、健康生産の視点からみてみましょう。人を病院等の医療機関に集中させて収容し、治療を受けさせるシステムには2つ問題があります。1つは院内感染を通じたクラスターの発生、もう1つは急増する感染者が病院の収容能力を超える、いわゆる医療崩壊の問題です。実際に、ホテルでの療養や自宅での療養という形での分散型ケアで対応せざるを得ませんでした。

第2に、新型コロナウイルスというパンデミック以外でも分散型健康生産社会が必要です。厚生労働省は、「経済財政運営と改革の基本方針2018」（平成30年6月15日閣議決定）にもとづき、現在の公立・公的医療機関等のおよそ1／3の全国の440病院を減らすプランを示しました。（＊9）もし、この通りとなれば、地域の医療サービス供給は減少して、病院等を中心とした健康維持はこれまで通りとはいかなくなります。改革をすすめながら地域の健康を守るためには、健康生産の拠点を各家庭にまで分散させるシステムが必要なのです。

第3に、分散型健康生産社会のためには、個人が自ら健康生産にかかわるようになる、「個人が主役」の健康づくりが必要です。また、個人が健康づくりに取り組みやすくするため、金銭的なコストや時間的な負担は小さいことが望ましいといえます。この点で、COI東北拠点が開発した一連の健康管理の仕組み「さりげないセンシングによる日常人間ドック」は、日常の生活の中の家庭内の家具、什器等にセンサリング機器を装着することで、主観的負担なく健康情報の収集が可能となっているので、個人にとって健康生産に関与するためのコストが小さいという特長を持っています。

個人の健康増進活動を継続させるためには、個人の行動を自発的な健康生産活動に誘引する仕組みと併用することで、モニタリング・コストを小さくできます。（＊10）

新しい価値を生み出す社会

ここまで述べてきた様々な話では、医療費の節約や病院の整理統合など、どちらかといえば後ろ向きの面も含まれていました。しかし、医療費を節約するため、人々の健康がこれまでよりも低下しては意味がありません。COI東北拠点は新しい価値を生みだすという前向きな価値も提供します。例えば「日常人間ドック」によるデータ収集は、自然と継続的に行われるので、これまでできなかった「過去にさかのぼってのデータ収集」が可能なわけです。また、個人での健康情報記録を蓄積していくことで、その人にフィットし副作用の少ない薬や治療の期待も生まれてくるといえます。

知ることで変わる認知症のリスク

次に、COI東北拠点の研究の経済的評価を、認知症予防の見地から行います。COI東北拠点の基本的コンセプトは、「さりげないセンシングによる日常人間ドック」です。この意味するところとして、単に在宅で健康診断に代わる技術を提供するのではなく、日常生活の中で収集された情報をわかりやすく皆さんにフィードバックし、生活習慣の改善を通じて、自ら健康増進の行動を引き起こす狙いがあります。ここで、健康情報を活用し、家庭に認知症患者がいる（認知症患者と接触する）ことがきっかけとなる生活習慣の改善を通じた認知症リスク低減の効果を試算してみます。

高齢化で増大する介護のコスト

超高齢化社会の中で認知症とそれに関連する話題は皆さんの関心を集めています。これは、認知症を発症する高齢者が増えるという問題だけではなく、それらの高齢者を介護するための経済的コストも増大していくという社会的問題も含まれています。２０１４年における日本の認知症の社会的コストが約14・5兆円という推計もあります。（＊11）この内訳をみますと、認知症の医療費、介護費、インフォーマルケアコスト（認知症高齢者を介護するために、家族の中で誰かは仕事をやめなければなりません。それに伴って失った収入をインフォーマルケアコストと言います）はそれぞれ1・9兆円、6・4兆円、6・2兆円です。

認知症はゆっくり進む（見えにくい）という特性を持っています。このため、初期段階での予防や発見が容易ではないという問題があります。また、一度発症すると回復は難しいという点も問題としてよく挙げられています。認知症の発症は悪い生活習慣と深く関わっていることがすでに数多くの研究によって確認されてきました。これらのことから、認知症はまだ発症しない段階での生活習慣の改善がとても重要です。

認知症リスクをどのように測るか

認知症の状況を定量的に把握するため、東京都が作成した「自分でできる認知症の気づきチェックリスト」(東京都健康長寿医療センター研究所により作成)を使って、私たちはアンケート調査を実施しました。この方法は、健康診断ではなく、日常生活からでも容易に認知症のリスクスコア(発症リスクを示す指標)を計算できるというメリットがあります。(＊12)リスクスコアが20点以上(満点は40点)だった人の76%が認知症の疑い、または認知症があると診断されました。(＊13)したがって、この方法は一定程度の信頼性を持っているといえます。

私たちは家庭内に認知症患者がいるかどうか(認知症患者との接触の有無)に関する情報を集めました。家庭内に認知症患者がいれば家族の身体的・精神的負担の程度に関する主観的評価の情報も得られるので、認知症患者がいることによる負担に関するイメージの形成状況も分かるといえます。したがって、ここでは家庭内における認知症患者の有無→認知症患者がいることによる負担に関するイメージの形成(情報)→生活習慣等自らの行動変更→リスクスコアの低減の効果を検証してみました。

介護を知ると行動が変わるか

家庭内における認知症患者の有無と認知症のリスクスコアとの関係について私たちは予備的な分析を行いました。(＊14) この分析は認知症のリスクスコアを変数とし、個人の属性 (年齢、性別、学歴、婚姻、就学) と運動や食生活習慣、そして「家庭内に認知症患者がいた」と答えた人を1とするダミー変数 (0か1の値をとる変数) を設定し、その他の属性とともに重回帰分析という統計的な分析を行うことで、男性はリスクスコアが低いという結果を得ました。私たちは、家庭内に認知症患者がいることが、健常者が自らの将来の介護のイメージを形成し、生活習慣の改善などの予防的な行動を誘発して、リスクスコアの低下に繋がっている可能性があると判断しました。

ここで同様の仮説に基づいて、よりシンプルに、家庭内に認知症患者→介護負担への負のイメージの形成→良い生活習慣の形成について見てみましょう。まず、介護負担への負のイメージの形成についてです。図2によれば、家庭内に認知症患者がいると答えた回答者ほど認知症になった場合、家族により大きな身体的・精神的負担をかける (介護負担への負のイメージの形成) と答える人の割合が大きいことがわかりました。

次に、介護負担に負のイメージを持つ回答者が、「良い食品の摂取習慣」を持っているかどうかを指標を用いて確認しました。図3に示された結果から、介護負担に負のイメージありとする回答者の方が良い食品の摂取習慣を持つ程度が高いことがわかりました。

左記の結果によれば、家庭内に認知症患者がいることは負のイメージを形成させる割合が高いこと、そして認知症患者がいることにより、将来の自らの要介護状態の負担について負のイメー

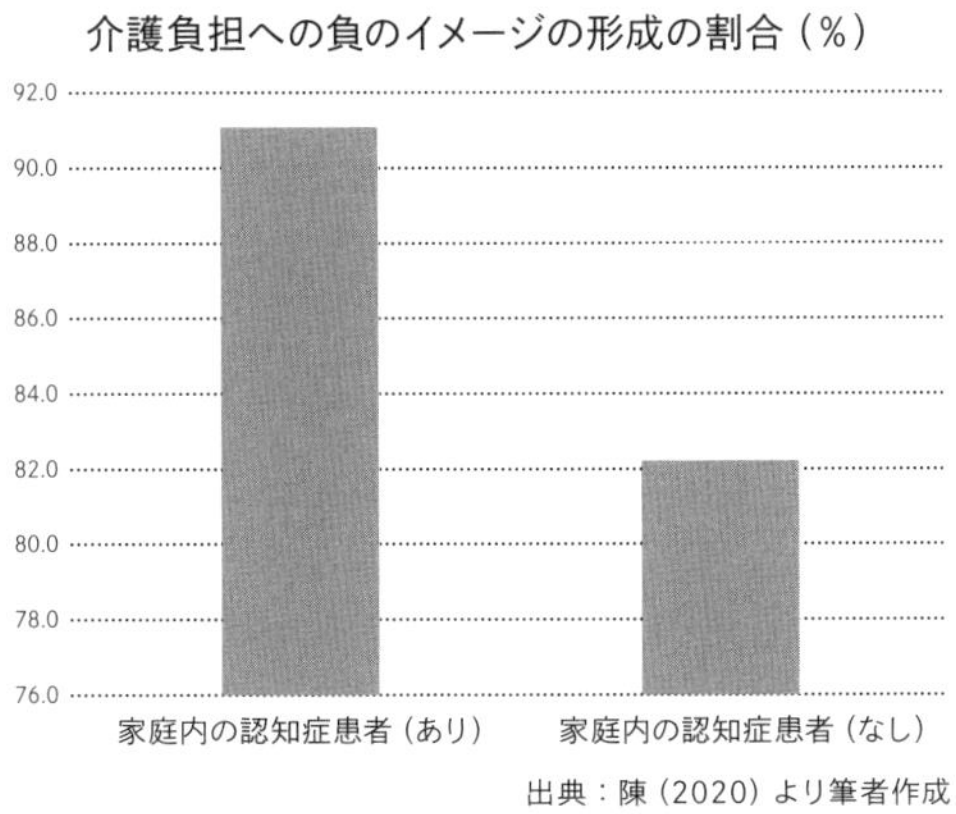

図2. 介護負担への負のイメージの形成
（家庭内の認知症患者の有無別）

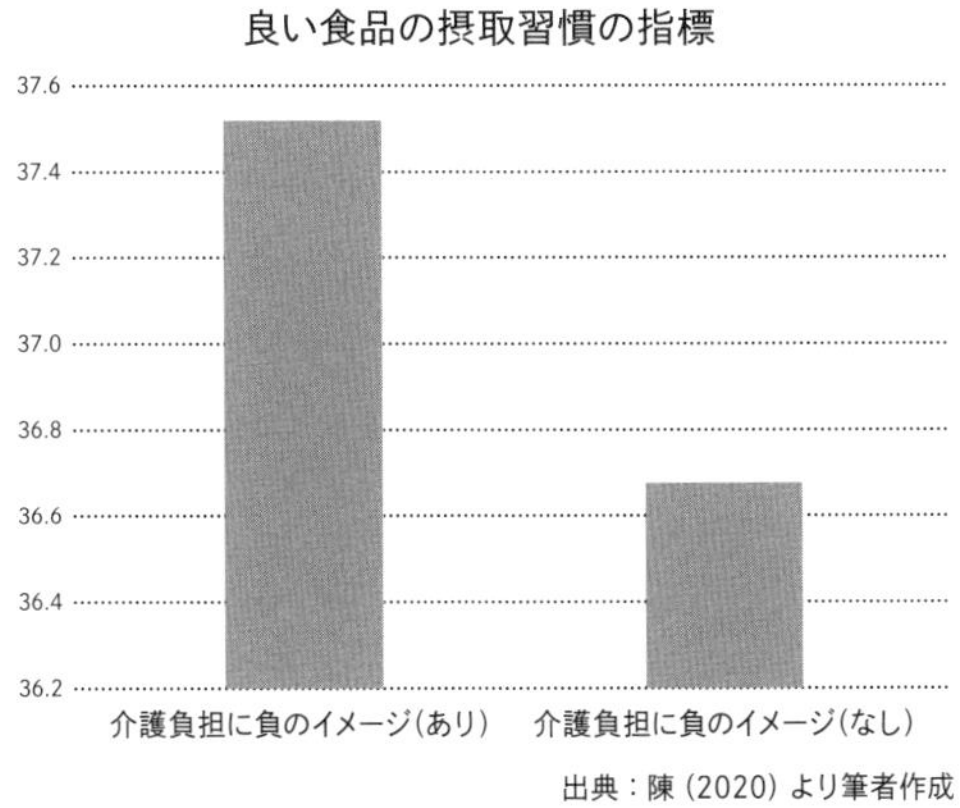

図3. 良い食品の摂取習慣の指標
（介護負担への負のイメージ有無別）

良い食品の摂取習慣	上位 75%-100%	50%-75%	25%-50%	下位 0-25%	全年齢
1.食品摂取習慣の平均指標	42.496	38.751	36.099	32.140	37.372
2.認知症のリスクスコア	12.446	12.980	12.929	13.561	12.979
3.リスクスコア20以上の比率（n/N）	1.51%	2.59%	3.13%	5.39%	3.16%
4.リスクスコア20以上人数（n）	14	24	29	50	117
5.サンプル数(N)	927	927	927	927	3,708

表1.食品摂取習慣平均指標の分布状況

出典：陳（2020）より引用

ジを形成した健常者は、良い食品の摂取習慣を持っている傾向があることが示されました。

以下では、1つの思考実験として、良い食品の摂取習慣を持つことが認知症リスクの低下に繋がることで、最終的に介護に関わる社会的コストをどのくらい低下させる可能性があるかについて考えます。（＊15）

良い食習慣と認知のリスク

表1は、私たちがアンケート調査の個票から集計したもので、良い食品の摂取習慣を持っているかどうか、そのレベル別の認知症のリスクスコアの平均値と、リスクスコア20点以上の人の比率を示しています。これを見ると、良い食品の摂取習慣を持っている人ほどリスクスコア20点以上の比率が低くなることがわかります。

次に上記の集計結果に基づいて、介護の社会的コストの低下の試算を行います。表1に示したような、良い食品の摂取習慣の指標が下位0%~75%までの人々が、トップ25%のスコアレベルとなるように食品の摂取習慣を改めたものとします。このとき、この調査サンプルの認知症リスクスコア20点以上の比率平均3・16%が、良い食品の摂取習慣を持つトップ25%のリスクスコア20点以上の比率である1・51%まで低下するものとします。すると、対象者が100人と仮定した場合、認知症のリスクスコア20点以上の者は3・16人から1・51人と0・48倍に減少することになります。イメージは図4のとおりです。

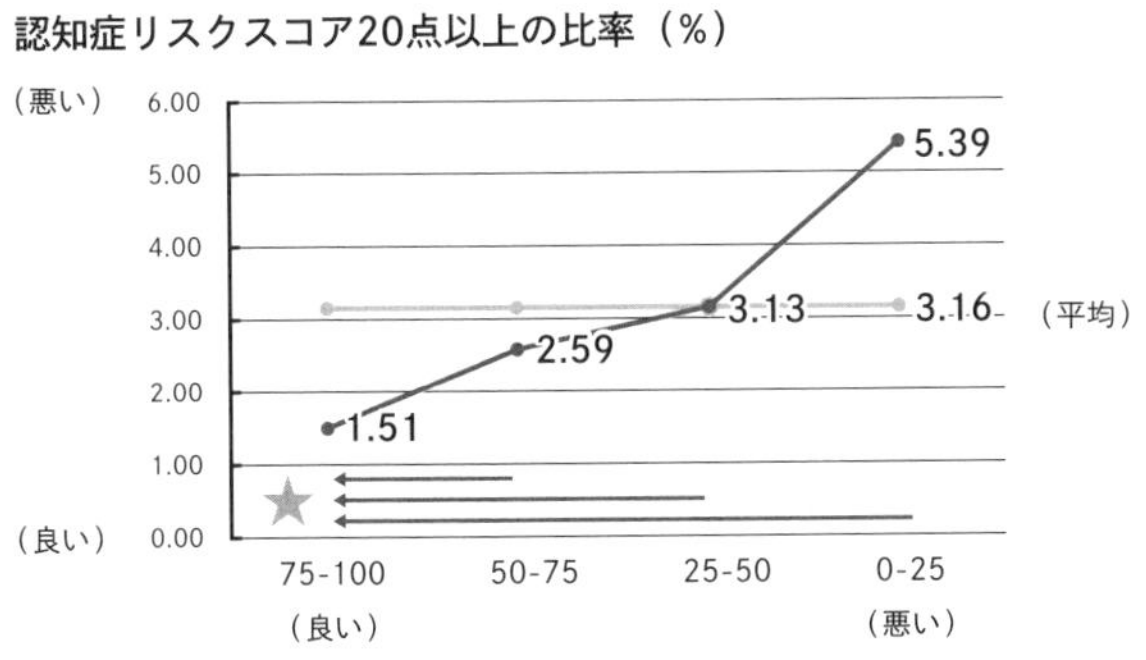

図4.食生活とリスクスコアの関係図　　出典：陳（2020）より筆者作成

はかる・わかる・おくる・かわるの効果

54ページに示したとおり、認知症の社会的コストは2014年で約14・5兆円でした。「高齢社会白書（概要版）」（内閣府、2017）によれば、2015年の推定認知症患者517万人が2020年には602万人となりますから、これに合わせて、コストは、

14.5×(602/517)=16.9兆円

と推定できます。（＊16）さらに、２０１４年から２０２０年までの３％の物価上昇を考慮すると、

$$16.9 \times (1+0.03)^{6} = 20.2\text{兆円}$$

となり、これが０・４８倍に軽減されれば、認知症の社会的コストの節約額は、

$$20.2 \times (1-0.48) = 10.5\text{兆円}/\text{年}$$

となります。

　このように日常生活の中で認知症のリスクを早めに知ることで行動の変化を起こし、将来の負担を減らすことができるのです。

優れた技術で人々の行動を変えるために

　ここからは、ＣＯＩ東北拠点で考えられてきた健康増進について、その成果をより高めるため

にどうすべきかという次の段階の課題について考えてみましょう。この課題に取り組むためには、(1)開発された技術の効果を見える化し、(2)その効果を最大限高めるためにどのようなサービス・価値を付加するべきかを解明することが必要になります。以下では、あるスマートフォンアプリを例に、情報通信技術(ICT)やAI(人工知能)を活用した健康増進行動について、私たちが独自に行った実験の結果を紹介します。

健康介入システムの課題と未来

近年、ウェアラブルデバイスやスマートフォンアプリなどを利用して、人々の健康情報を記録し、健康増進に役立てることが増えています。健康増進のための介入は、これまで医療・保健分野の専門職の高度な知識や技術により行われてきました。これらには実際に効果がある一方で、今後の少子高齢化を背景とした専門職の人材不足や人件費の高騰が課題となりつつあります。そのような中で、これまで人間が行ってきた高度な職務の一部をAIに代替させることが多くの分野で期待されています。これは医療・保健分野においても例外ではなく、優れた新しい技術を積極的に社会に実装しようとする取り組みが日々試みられています。

ここで私たちが直面するのは、このような優れた新しい技術が開発されて、それを使い続ければ健康になると理屈では分かっていても、人々はすぐに行動を変えたり、望ましい行動を継続・習慣化させたりすることが難しいという問題です。開発された技術を効果的に活用してもらうためには、どのような時に人間は行動を変えるのか、どのような働きかけが人々の自律的な行動を促すのかといった、人間の行動変容に関する知見を応用していく必要があります。

私たちの研究では、今後のＡＩを中心とした健康介入システムが普及していく社会を前提として、まずはＡＩを活用した健康介入システムの効果を検証しています。そのうえで、どのような要素を付加するとより効果を上げることができるのかを、あわせて検討しています。（＊17）具体的には、ＡＩの技術が搭載された健康アプリを活用して、個人の健康増進行動を支援する伴走者（実在する人間。以下、「健診アイドル」と呼びます）が支援することにより、個人の健康的な行動や健康改善効果にどのような影響があるのかを検証する実験を行いました。もし、ＡＩアプリのみで人々の健康的な行動を促すことができるのならば、私たちはスマートフォンなどのデバイスだけで簡単かつ自発的に「健康の生産」が行えることになります。反対にＡＩアプリのみでは十分に効果が得られなかった場合に、健診アイドルによる介入と組み合わせることで健康的な行動を十分に促せるのならば、健診アイドルが果たす役割をＡＩアプリに付け加えることで人々の行動変容をもっと容易に促せる可能性が出てきます。ここで紹介する実験は、開発された技術の有効性を客観的に検証し、そしてその効果をより高めるための条件を明らかにすることを目指しています。

食事を分析してくれるAIアプリ

この実験では、株式会社asken（以下、同社）の協力を得て、同社が配信する食事管理アプリを活用して行いました。このアプリは、ユーザーがスマートフォンなどを通じて自主的に毎日の食事内容を記録し、それにもとづきアプリからのフィードバックを確認しながら健康増進活動に役立てることを目的としています。アプリでは、ユーザーの食事記録をもとに、摂取した栄養素やカロリーを数値化し、食事の量・バランス等を総合的に評価した「健康度」という得点を算出します。その後、管理栄養士監修のもとに独自アルゴリズムにより解析した文字によるアドバイスを配信します。ユーザーは、この健康度の得点とアドバイスを確認し、自らのダイエット等の健康的な行動に役立てることができます。（図5）

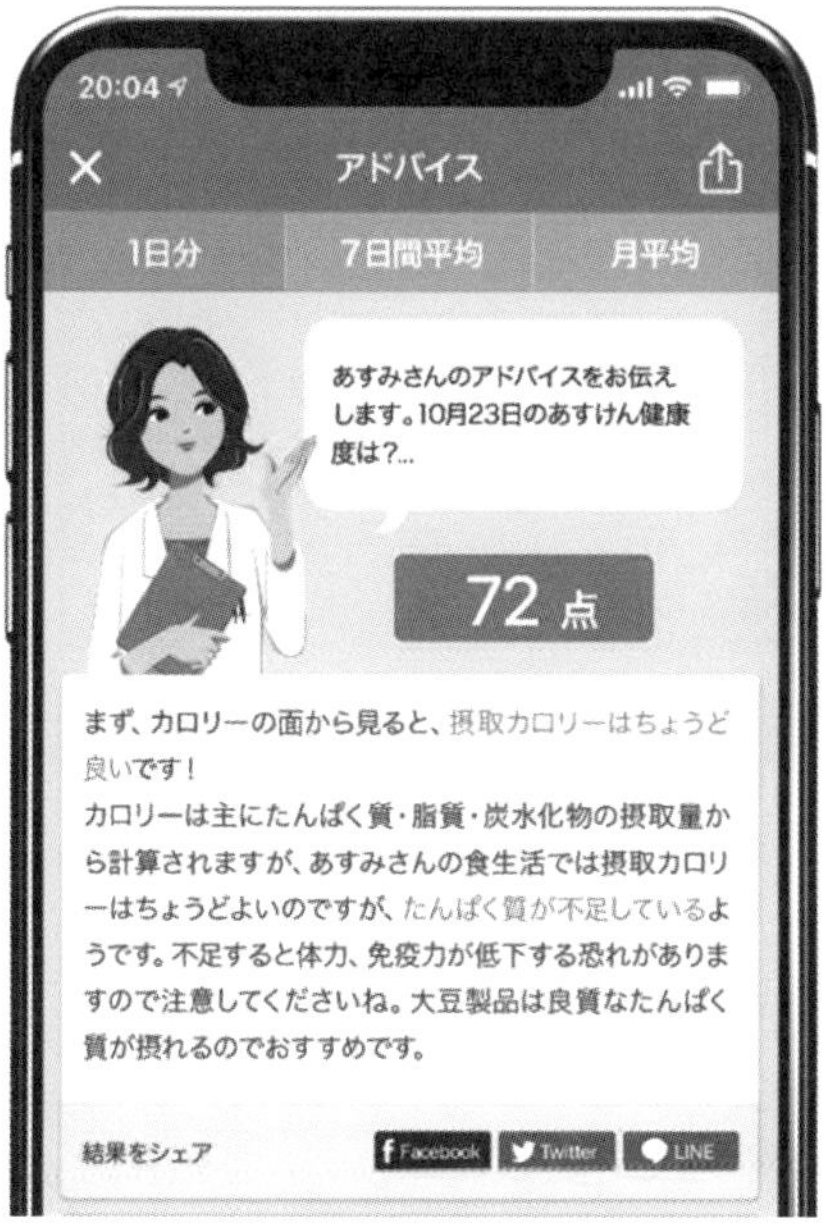

（出所）株式会社askenホームページ
（https://www.asken.inc./）

図5. 食事管理アプリのメッセージ例

3ケ月間の健康行動実験を実施

実験は、本アプリユーザーのうち102名の参加者にご協力いただき、参加者を3ないし4つのグループに分けました（図6）。

まず、参加者の全員が、本アプリを利用して食事の記録をつけます。このうち介入を行わないグループ（比較の基準となる「対照群」と呼びます）は、自分で記録した食事内容を確認しながら食生活

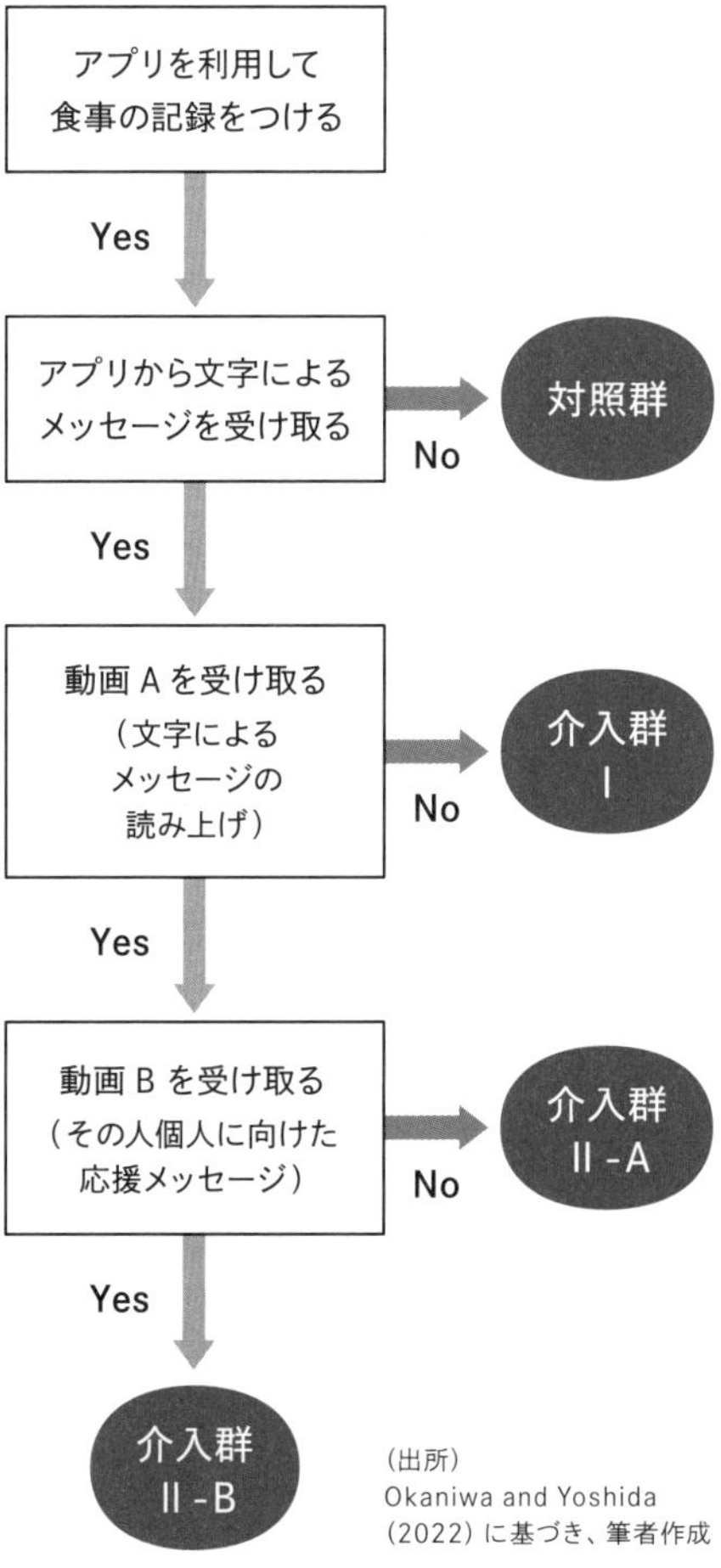

図6. 各グループの介入内容

その他の健康管理を行うのみで、アプリからのアドバイスの配信は一切ありません。次に介入を行うグループＩ（介入群Ｉ）は、本アプリの標準仕様をそのまま活用します。すなわち、参加者は食事記録をつけたあと、本アプリからＡＩのアルゴリズムにより自動送信される文字のアドバイスを受け取り、その内容を確認しながら自分で健康管理を行うというものです。さらに介入を行うグループⅡ（介入群Ⅱ）は、このアプリの標準仕様に加えて、実在する人間の支援者による介入を行いました。具体的には、医療・保健分野の専門知識を持たない20歳代の女性に「健診アイドル」を担当してもらいました。参加者はアプリで食事を記録したあと、表示される文字アドバイスの画面をスクリーンショットで撮影し、メッセージアプリ（ＬＩＮＥ）を使って健診アイドルに送信します。それに対して、健診アイドルがＬＩＮＥを通じて実際に話しかける動画によるメッセージを参加者に返信するというものです。これらの３つのグループを、２０２０年２月から同年４月末日までの３ケ月間追跡し、参加者の健康的な行動に違いが表れるか比較してみました。

また最後の１ケ月間は、介入群Ⅱをさらに２つのグループに分けて、食事管理アプリの文字アドバイス（専門的内容）を読み上げるだけの動画を送信するグループ（介入群Ⅱ－Ａ）と、専門的なアドバイスは含まず、その代わり「頑張って」、「よくできましたね」というような、寄り添って応援するメッセージの動画を送信するグループ（介入群Ⅱ－Ｂ）で比較しました。

これらの介入の効果を測定するために、私たちは次の２つの指標に注目しました。１つ目は、

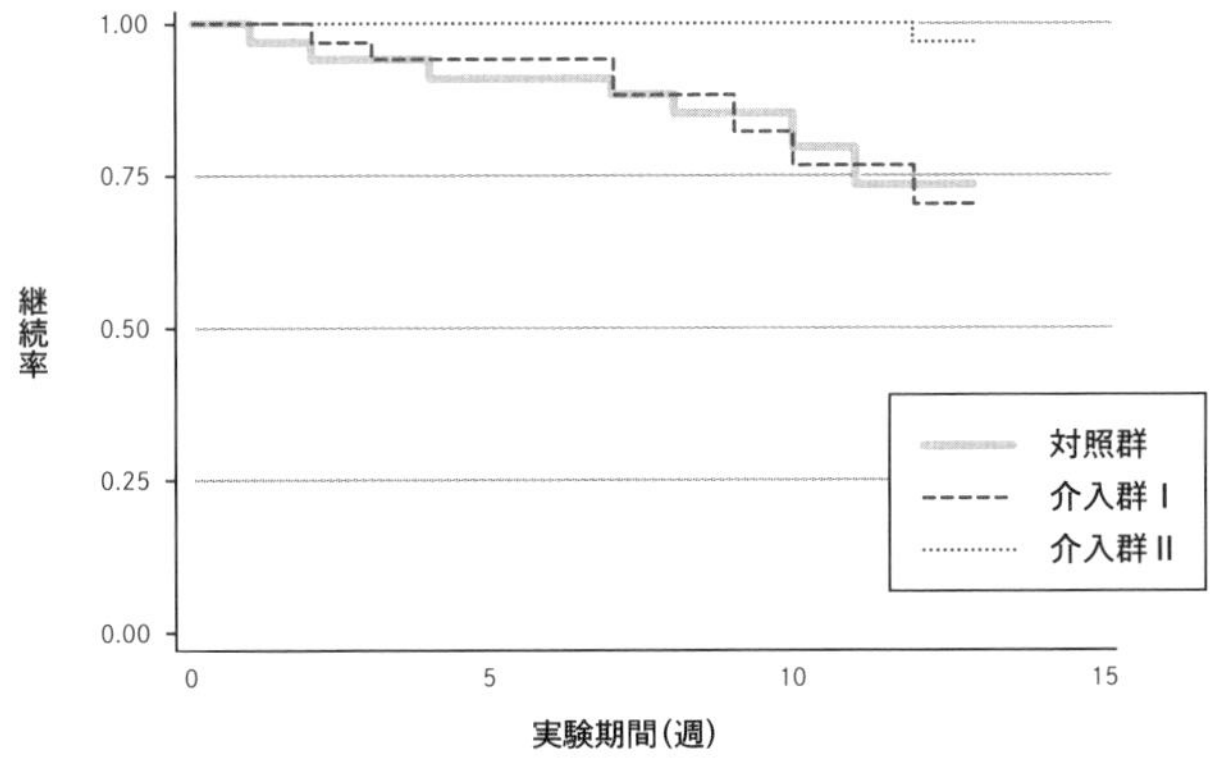

（出所）Okaniwa and Yoshida（2022）に基づき、筆者作成

図7. 食事記録行動の継続性（カプラン・マイヤー生存曲線）

食事を記録する活動を脱落せずにできたかという、健康的な行動の継続性です。実験期間13週間（3ケ月）のうち、休日を除いて5日間以上連続して食事の記録がなかった場合には脱落したと見なしました。2つ目に、身体的な効果としてボディマス指数（Body Mass Index（BMI））と体脂肪率の変化を測定しました。実験を開始した直後の1週目の平均値を基準として、3ケ月後の変化と、最後の1ケ月間の変化を確認しました。

健康行動を続ける意欲への影響

以下、この実験の主な結果について、その一部を抜粋して紹介します。図7は、食事を記録する行動の継続性に関する結果を表しています。縦軸は継続率（実験開始時を1＝100％とする）、横軸は実験期間（週）です。これをみると、介入群Ⅱ（AIアプリに人間の動画メッセージによる介入を加えたグループ）で継続率がもっとも高く、ほとんど脱落者がいなかったことがわかります。次いで、対照群と介入群Ⅰ（ＡＩアプリから文字によるメッセージのみを受け取るグループ）が続いています。対照群と介入群Ⅰの間には差があるように見えますが、統計的には十分な差がないことがわかりました。このことは、伝えられる情報が同じであっても「誰が伝えるか」によって効果に差があり、そのうち「人間」が伝える情報に効果があることを示唆しているといえます。さらに詳細な分析（共変量の影響をコントロールしたＣｏｘ比例ハザードモデルという手法）を行うと、特に人間が支援した介入群Ⅱはユーザーひとりで取り組む対照群と比較して、脱落率が92％も低くなることも明らかになっています。

実際に痩せた効果はどうか

続いて、身体的指標に関する重回帰分析という統計的な分析の結果を確認します。図8は、対照群を0（基準）としたときの、各介入群における体脂肪率が低下した割合をグラフ化しています。ここで注目すべきは、介入群Ⅱ－Ａと介入群Ⅱ－Ｂはどちらも十分に体脂肪率を低下させており、特に非専門的ではありますが寄り添うような応援中心のメッセージ動画を送信した介入群Ⅱ－Ｂで、その効果がより大きいという点です。一方、文字によるメッセージのみを送信した介

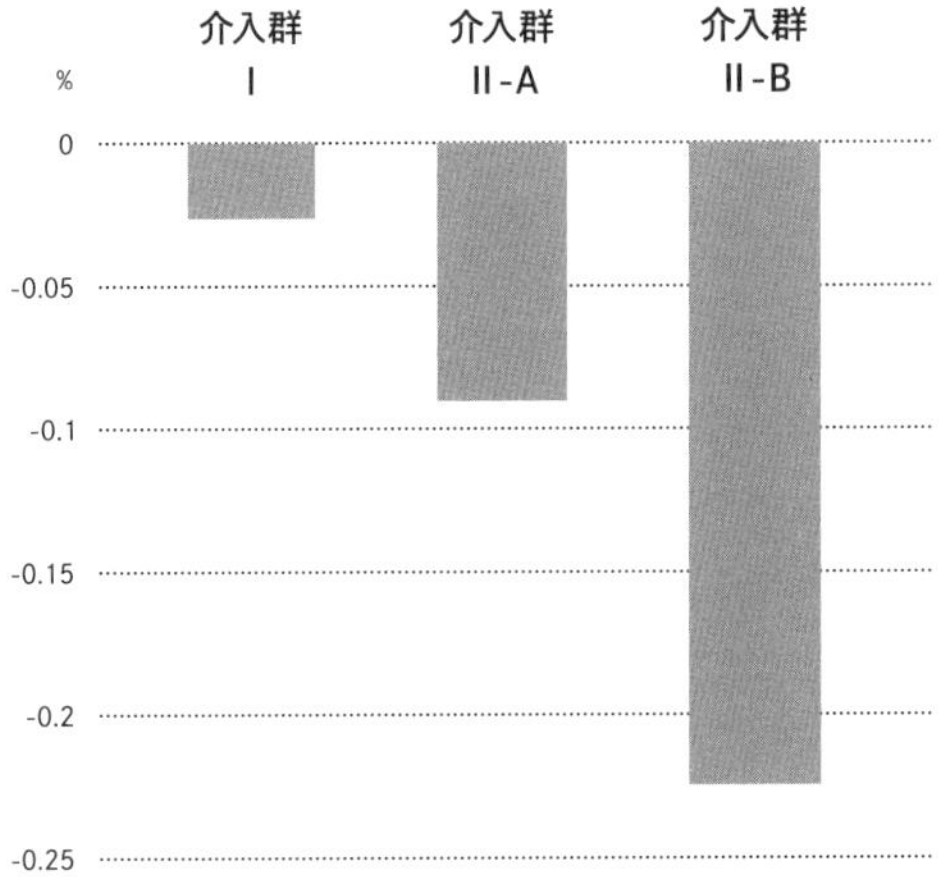

（出所）Okaniwa and Yoshida（2022）に基づき、筆者作成

注1：グラフは重回帰分析による偏回帰係数値を表しており、対照群（介入なし）を0とした場合の値である。値は実験期間のうち最後の1ヶ月間の結果である。

注2：介入群Ⅰ（文字によるメッセージの介入）の数値のみ、統計的に十分に低下したとはいえず有意ではないため参考値である。

注3：介入群Ⅱ-Aと介入群Ⅱ-Bはいずれも人による動画メッセージを使った介入であるが、前者は専門的な文字メッセージ（読み上げ）、後者は非専門的な応援中心のメッセージである。

図8. 体脂肪率の減少率（対照群を0とした場合）

入群Ⅰでは、体脂肪率に関してグラフの値がマイナスとなり体脂肪率が改善したように見えましたが、統計的に十分に低下したという結果は得られませんでした。しかしながら、ＢＭＩに関する重回帰分析では、介入群Ⅰで統計的に有意にＢＭＩを引き下げるという結果も得られています。

このように、介入の方法や注目する効果指標によっても結果に差がありますが、現時点でＡＩアプリと健診アイドルを組み合わせた介入は効果的であり、特に応援するようなメッセージ中心の動画による介入によると、その効果が増す可能性が示されています。

この実験からわかったこと

この実験結果から、ＡＩによる健康介入システムは短期的にＢＭＩを低下させるなど一定の効果をもつことが確認されましたが、他の要素（人間のかかわり）を付加することでその効果をさらに高めることができる可能性が示唆されました。今回の実験において、健診アイドルは健康の専門家ではなく、ただ寄り添って応援するだけの存在であったにもかかわらず効果が高かったことは、興味深い結果といえます。参加者にとって、健康・食事に係る専門的な情報ももちろん重要ですが、自分の取り組みが誰かにいつも見守られていて、その関心が自分自身に向けられていると感じることで行動の変化が起こり、自発的な健康の自己生産・管理を行うことができた可能性があります。これは一種のコーチングのような効果とも言え、このような要素を付加することで、開発したデバイスの効果を高め、その需要をますます増やすことができるのではないかと私たちは考えています。

なお、この実験の後の追加的な分析では、このような介入を行うことで肥満者が減少し、肥満による疾患の医療費を削減できる可能性も示されており（＊18）、技術がもたらす効果を人の行動変化を通じて、社会的な成果として反映させるべく、分析していくことが今後さらに求められます。

TOPIC 2

様々な生活シーンで活用される「魔法の鏡」

東北大学　産学連携機構　イノベーション戦略推進センター
特任教授（名誉教授）　吉澤誠
東北大学　サイバーサイエンスセンター　教授　杉田典大
カシオ計算機株式会社　冨田高弘
カシオ計算機株式会社　大塚利彦

「鏡よ鏡よ鏡、世界で一番美しいのは誰？」ドイツの童話『白雪姫』に出てくる有名なフレーズですね。しかし、ただ鏡の前に立つだけで、そこに映っている自分に向かって鏡が色々なことをアドバイスしてくれるのは、もはや童話の世界の話だけではありません。COI東北拠点で社会実装した「魔法の鏡」は、皆さんの健康の状態をいつでも教えてくれます。

究極的な「さりげないセンシング」としての遠隔・非接触生体情報計測

日常的に健康状態のチェックを行う目的で、時計型のセンサなどを身に着けて身体の状況を常時記録するような装置が広く市販されています。これらはウェアラブル端末やウェアラブルセンサなどと呼ばれています。しかし、当然のことですが、これらはウェアし（身に着け）なければ動作しません。また、このような特別なセンサを新たに購入して常時身に着けることは、それほど容易なことではありません。究極的な「さりげないセンシング」とは、計測行為を全く意識することなく、何のセンサも身に着けずに遠隔・非接触的に生体情報を得ることのできる、言わば「ウェア〝レス〟」なセンシングをすることだと考えられます。

それでは、ウェアレスなセンシングを実現するにはどうしたらよいでしょう。その方法として、身近で入手しやすいという意味で最もふさわしいものは、ビデオカメラを使う方法です。ビデオカメラはほとんどの人が持っているスマートフォンやパソコンに付属しているからです。

ウェアレスな映像脈波計測

ビデオカメラからなぜ生体情報が得られるかというと、それは血液中のヘモグロビンが緑色の光をよく吸収する性質を持つからです。図1aは、新型コロナウイルス感染症患者の容態を診るためによく使われるパルスオキシメータを使って脈波（光電容積脈波）を計測する方法の原理を示しています。指の一方から光を当てて反対側のフォトセンサでそれを受けると、指の

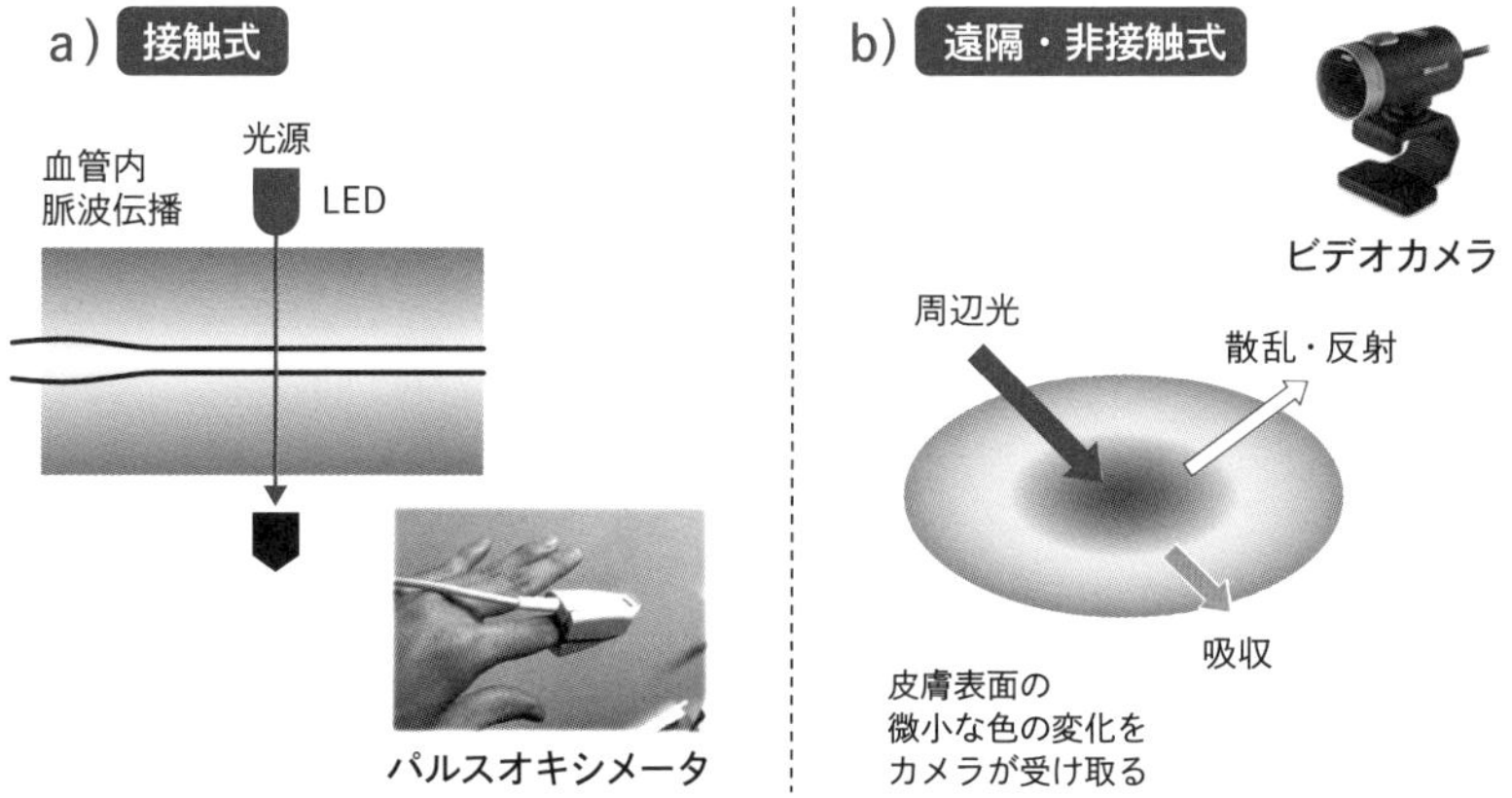

図1．脈波計測の原理

中の血液の増減に従ってフォトセンサの電圧が変化します。これが脈波信号です。

一方図1bは、普通のビデオカメラから脈波を得る方法です。皮膚に周辺の光が当たると、一部の光は皮下の毛細血管内に届き、その中のヘモグロビンが緑色の成分をよく吸収します。残りの光は散乱・反射しながら皮膚の外のカメラに到達します。そこで、皮膚部分の動画を撮影したカメラから得られるカラー信号の赤・緑・青色成分のそれぞれに、撮影した領域内で平均した輝度値をフレーム毎に並べていくと、図2のような約1秒を周期とする鋸（のこぎり）の歯のような波形が得られます。これが映像脈波です。（＊1）、（＊2）これは顔の頬から普通のWebカメラを使って計測したものです。赤や青と比べて、緑色成分は雑音が少なく振幅も大きいことがわかります。

ただし、どんな環境でもうまく映像脈波が計測できるわけではありません。雑音の少ない映像脈波が計測できる条件と

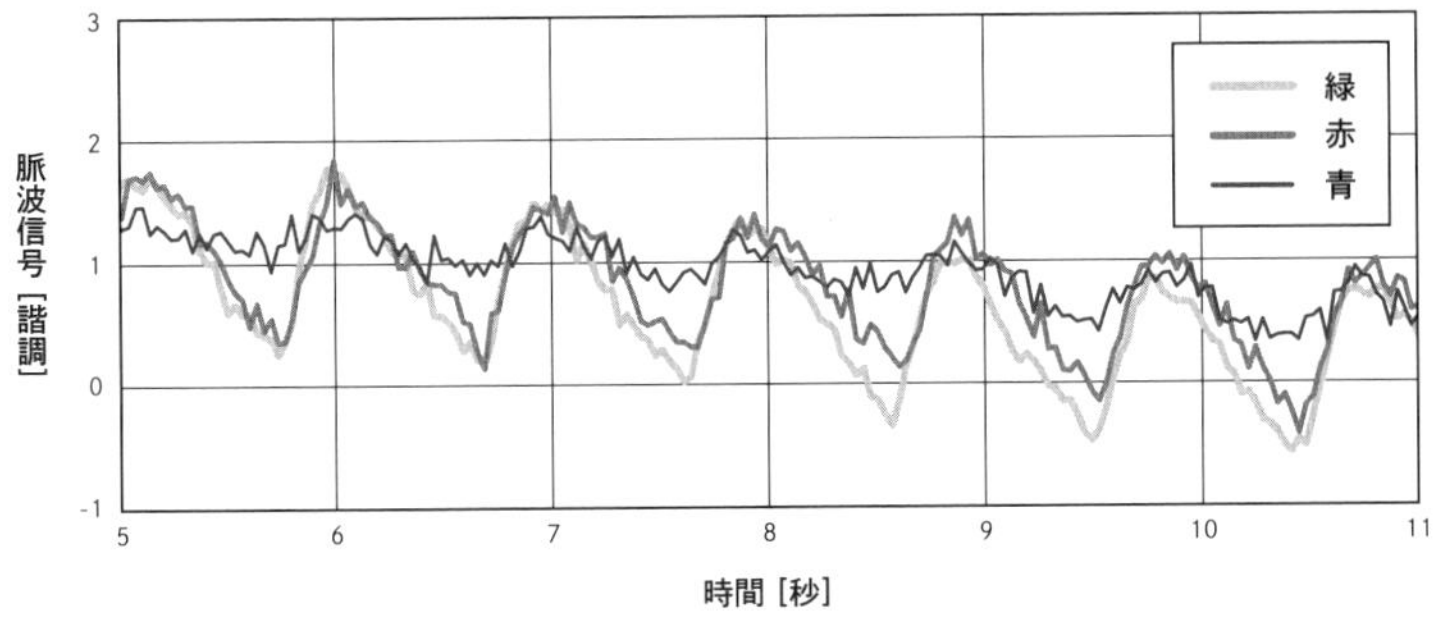

図2．映像脈波の計測例

は、

❶照明が十分明るく、照度が一定であること

❷撮影対象（人物）の動きがなく、対象外の背景などの明るさ・色相の変化がほとんどないこと

❸厚い化粧をしていないこと

❹カメラのフレーム周波数が約30fps（1秒あたりに表示される画像数）以上で感度が十分であること

❺撮影対象領域はほぼ頬（ほほ）・額（ひたい）・掌（てのひら）に限られ、その有効画素数が100×100画素程度以上あること

❻録画された動画を使うときは、脈波再現性が保たれる無圧縮・可逆圧縮・モーションJPEG圧縮されたものであること

などです。この条件は一般家庭などではなかなか厳しいものです。その理由は、普通のカメラの信号の幅が256階調であることに比べて、図2のように映像脈波の振幅はたった1階調程度であり、非常に微弱だからです。このため、図2では、画像処理によってフレーム毎に対象物の動きを止め、脈波が計測できない画素（肌以外の部分）を削除し

て得ています。

映像脈波からは、平均心拍数が計算できるばかりでなく、拍ごとの心拍間隔の時系列（心拍数変動）が得られます。心拍数変動からは伝統的な方法で自律神経に関する指標が求められ、ストレスの評価などができるとされています。また、心臓から近い顔の映像脈波と心臓から遠い掌の映像脈波の位相差、あるいは映像脈波の歪みに関する値から血圧と相関する情報も得ることができます。（＊3）身体の高低差を利用する方法や機械学習などを使って血圧自体を推定する試みもなされていますが、まだ実験室のような上記の条件が満たされる環境が必要です。

一方、可視光ではなく赤外光を皮膚に照射すれば、その反射光から心拍同期成分を抽出することができます。これは、ヘモグロビンの吸収特性ではなく、皮下に侵入した赤外光が心拍に同期した組織の動的な歪みによって散乱し、変調を受けたものを映像信号の強弱として捉えたものと考えられます。この方法によれば、暗い中でも動作し、周辺の可視光の影響も受けにくくなります。ただし、可視光の緑信号と比べて、赤外光では感度のよい脈波抽出が困難なことがわかっています。（＊4）

心拍数情報や自律神経情報を精度よく得る方法

心拍数情報から自律神経指標などを算出するには、拍ごとの心拍間隔を正確に求める必要があります。これには心拍の拡張期から収縮期に移行する境界、すなわち脈波の谷（極小値）の時刻を求めることが必要です。通常のパソコンやスマートフォンのように、カメラのフレーム周波数が30ｆｐｓの場合、フレーム周期である33ミリ秒の時間分解能しかありません。そこで、その時刻が波形の微分値が0となる時刻に等しいことを利用した補間法や下りと上りの脈波を直線近似してその交点から時刻を求めるような方法を採用して、精度を向上させています。その結果、よい条件の下では心拍数の推定誤差を約2ｂｐｍ（1分間に心臓が拍動する回数）程度まで抑えることができています。（＊2）

既に述べたように、映像脈波解析における最大の問題は、これが体動や照度変化に非常に敏感であるという点です。体動を除去するためには、対象領域の並進運動や歪みを補正することによってある程度補償できます。また、照度変化については、色差信号を利用して同相成分を抑制するか、心拍周波数近傍を通過帯域とする帯域通過フィルタである程度補正できますが、その場合、通過帯域幅を狭くしすぎると、波形が一定の周波数の正弦波に近づくため、心拍間隔を推定するときに重要な位相情報が失われてしまうという難点があります。

「魔法の鏡」プロジェクト

これまで、私たちのグループでは、ビデオカメラとコンピュータを内蔵した鏡型ディスプレイの前に立つだけで、何のセンサも身に着けず遠隔・非接触的に脈波信号を計測し、これを解析することで、自律神経に関する指標や血圧相関情報を与えてくれる、図3のような、いわば「魔法の鏡」と呼べる健康管理装置の開発を進めてきました。（＊2）

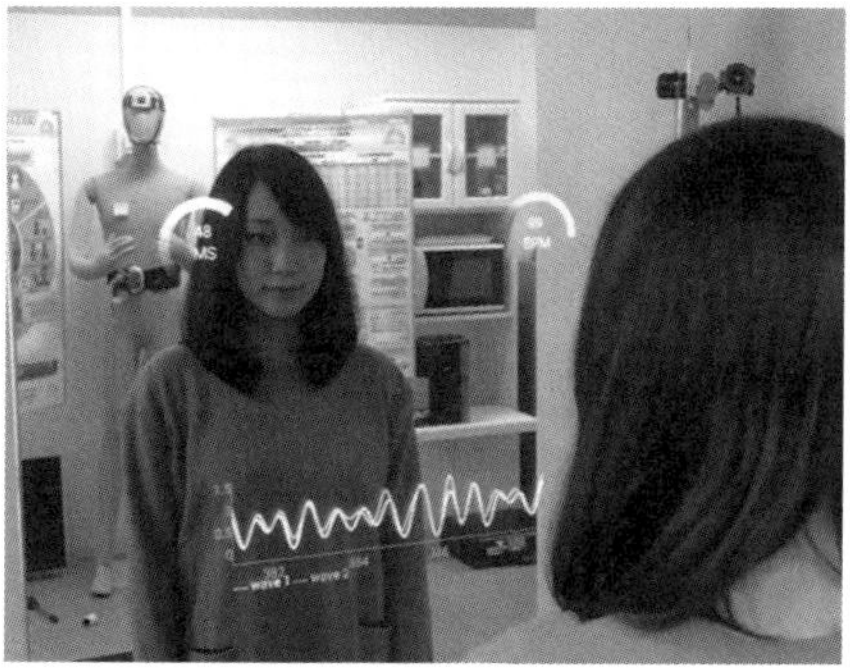

図3.「魔法の鏡」

この「魔法の鏡」は現在様々な展開を見せています。その例として、この装置がなくても、インターネットに接続しているパソコンやスマートフォンさえあれば「魔法の鏡」の機能が利用できるクラウド版「魔法の鏡」（https://mirror-magical.net）を開発しました。（＊5）図4は、そのオープニング画面と、パソコン内蔵のフロントカメラで私自身の顔を撮影した動画から映像脈波を抽出した例です。

利用者は、Ｗｅｂブラウザからクラウドサーバーにアクセスし、クライアントのパソコンやタブレットの内蔵カメラ、あるいは外部接続のＷｅｂカメラで撮影した動画や、過去に撮影した既存の動画ファイルをアップロードします。ただし、普通のスマートフォンの

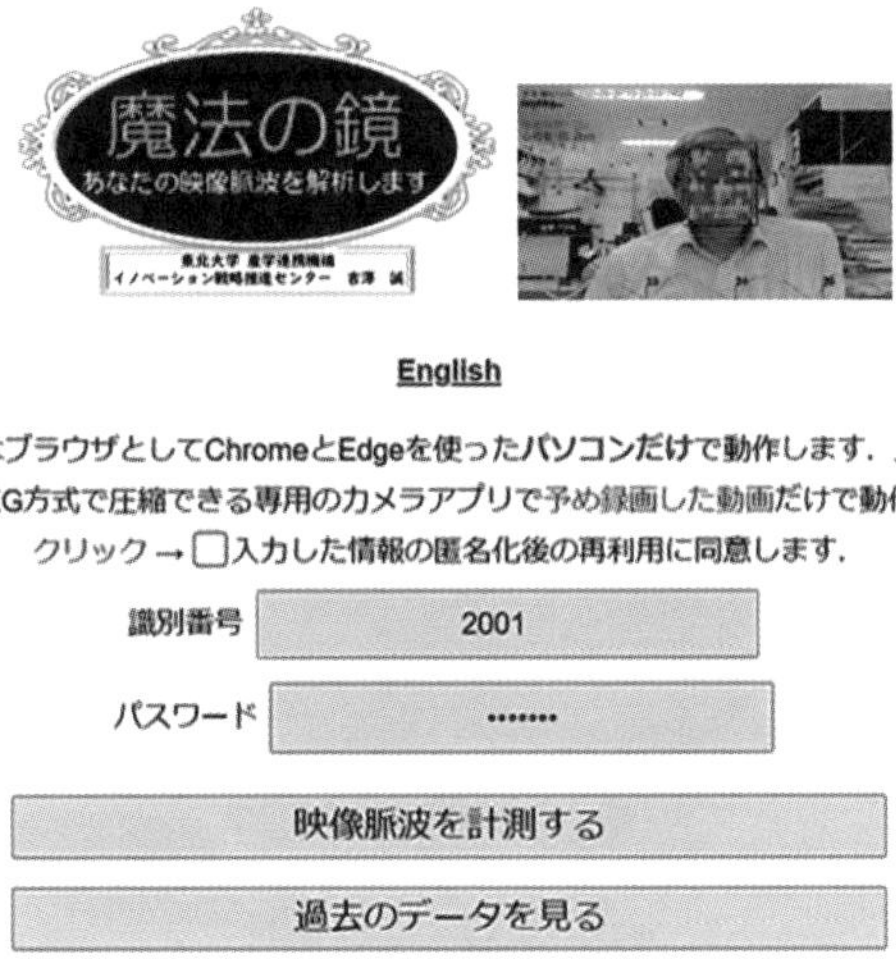
魔法の鏡
あなたの映像脈波を解析します
English
カメラ撮影はブラウザとしてChromeとEdgeを使ったパソコンだけで動作します．スマホの場合は，MJPEG方式で圧縮できる専用のカメラアプリで予め録画した動画だけで動作します．
クリック → 入力した情報の匿名化後の再利用に同意します．
識別番号
2001
パスワード
•••••••
映像脈波を計測する
過去のデータを見る
図4.クラウド版「魔法の鏡」

場合には、一旦モーションJPEG圧縮で録画するアプリを使って動画を撮影し、それをアップロードする形式となっています。(https://www.youtube.com/embed/UaUVppzPe1o)

1回の解析で、脈波波形、拍単位で得られる情報、歪み時間(血圧相関値)、自律神経指標、信号対雑音比、計測条件パラメータなどのような様々なデータが得られます。これらに対して、重回帰分析、主成分分析、および因子分析の3種類の多変量解析が自動的に実行され、ブラウザに表示されたリンクをクリックするだけで、結果がcsvファイルの形でダウンロードできます。これらは長期的な健康管理に有用と考えられます。(https://mirror-magical.net/MultivariateAnalysis.pdf)

また現在のところ、このサイトは研究者向けに構築されていますので、一般の方々が簡単に利用するには、もっとわかりやすく使いやすい形式に改良する必要が

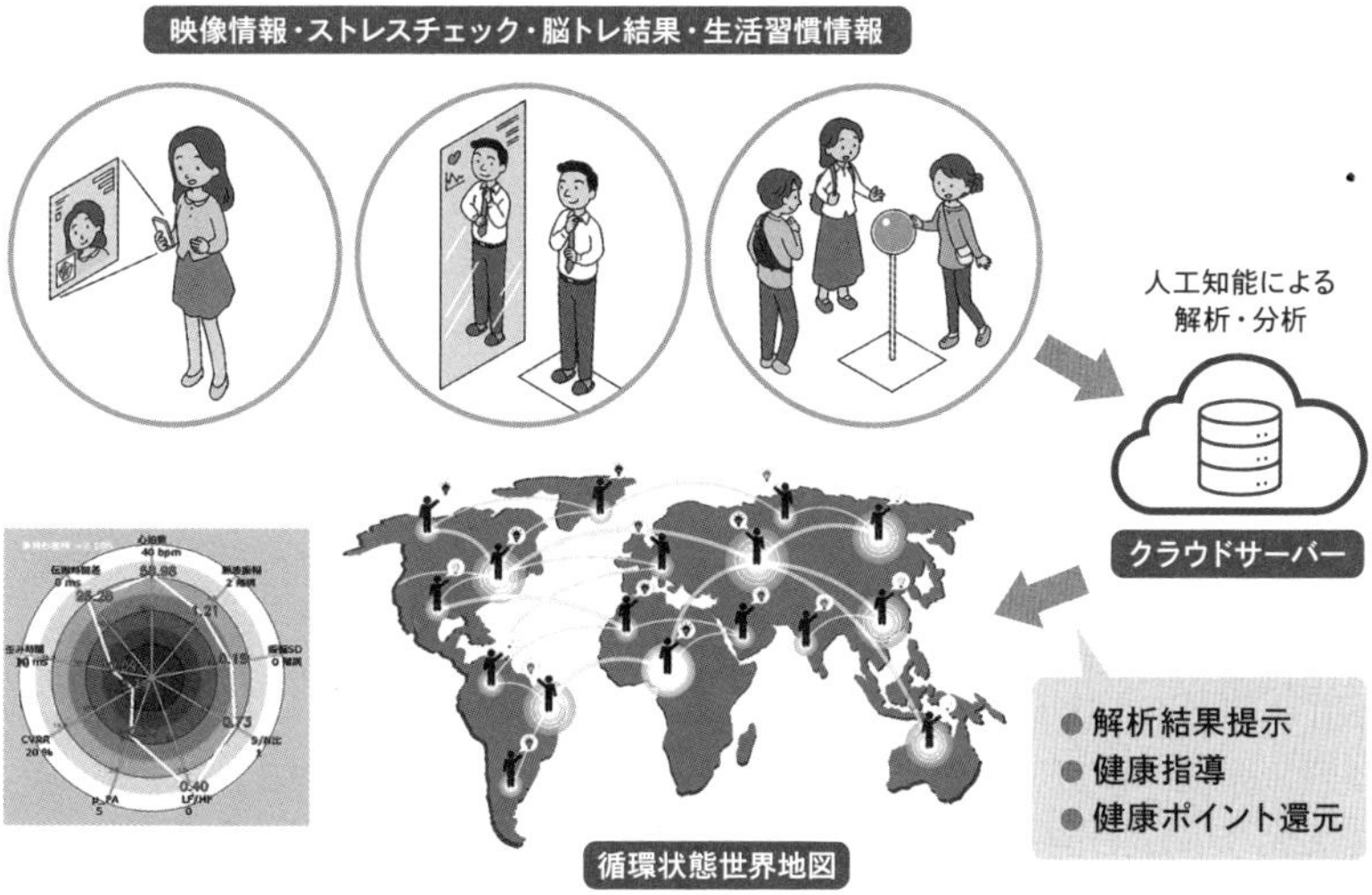

図5.クラウド版「魔法の鏡」による健康モニタリングの将来

あるでしょう。

図5は、クラウド版「魔法の鏡」による健康モニタリングの将来像です。利用者は、パソコンやスマートフォンのＷｅｂブラウザでクラウドサーバーにアクセスします。自分の動画ファイルと同時に、生活習慣やその日のストレス、あるいは「脳トレ」のようなゲームの成績に関するアンケートをアップロードすると、クラウドサーバーから映像脈波の解析結果が自動的に返されます。世界中の人々がこれを実行していくにつれて、映像脈波の解析結果とアンケートの間の相関関係が推定されるようになり、ゆくゆくは、動画をアップロードするだけで、その時の体調も推定できるようになる可能性があります。これを、世界地図に表示すると、世界中の人々の生理的な循環状態がどうなっているかを知ることができるかもしれません。現在、このシステムの骨格が

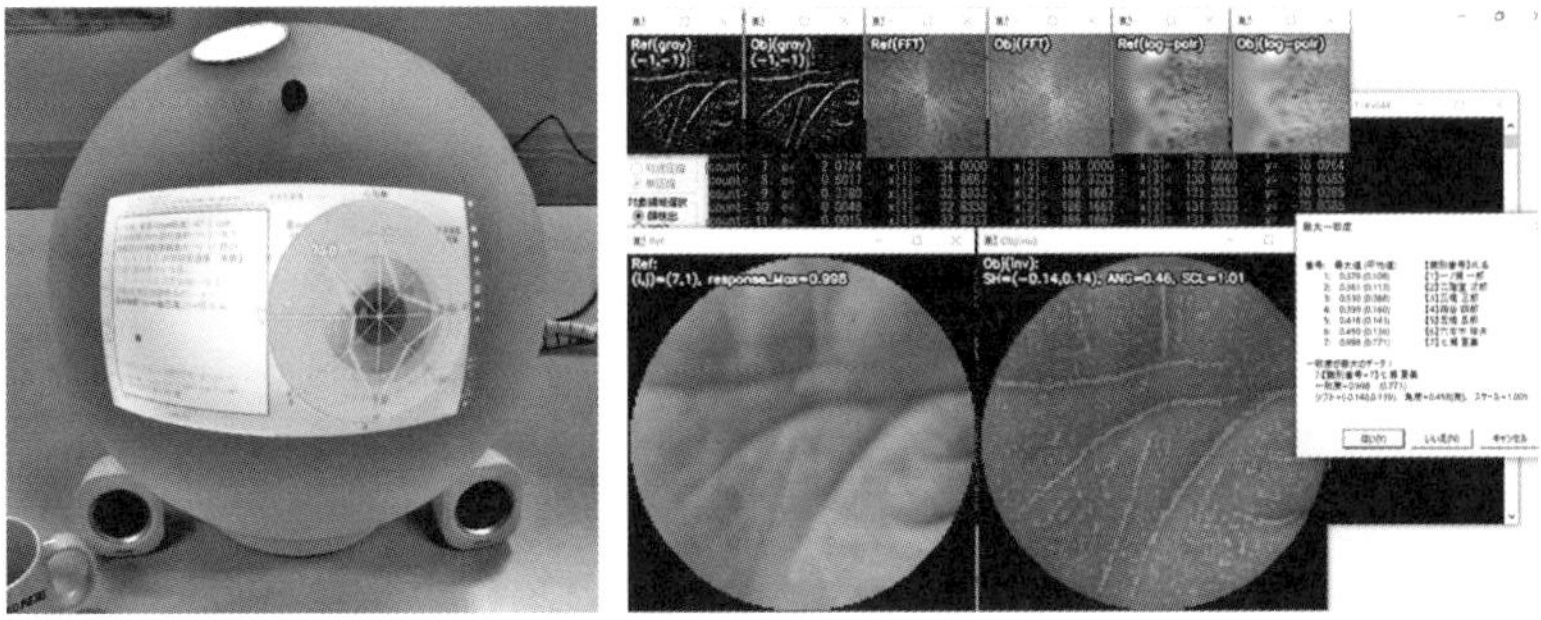

図6.「魔法の球」の外観と掌紋認証画面

できあがりつつあります。

しかし、映像脈波の解析結果を返すだけで、利用者がこのような作業を継続的に行ってくれるかどうか疑問です。健康指導や健康ポイント還元などの何らかのインセンティブ（動機付け）を導入する必要があるでしょう。もしかすると、知らず知らずのうちに動画を取得するような、カメラ付きスマートスピーカーでの実現の方が早いかもしれません。

掌紋認証・体温計測・アルコールセンサ読み取り機能つき「魔法の球」

掌紋認証機能および体温計測機能があり、映像脈波の計測上の難点だった体動や照明環境の影響をほとんど受けずに、図6のような、掌の映像脈波を自動計測する装置「魔法の球」を開発しました。（＊6）

掌映像に基づいた掌紋認証（回転不変位相限定相関法）を行う機能では、

予め登録した掌映像の中から利用者を特定することができ、例えば、掌をかざすだけで本人認証ができることから、トラック・バス・タクシーなどの運転手の始業前点検などでの利用が想定されます。また、本人が嘘をつかないことが前提ですが、音声認識により利用者が氏名を名乗るだけで、掌紋認証を行わずに本人識別ができるようにもなっています。さらに、筒内の赤外線温度センサにより、掌の温度計測も自動的に行うことができます。法律の改正により、現在では車両乗務前の点検項目としてアルコール検査が必須となりつつありますが、その検査装置の表示画面を計測孔にかざすだけで、検査結果の文字を読み取って自動記録するような機能も開発しています。

最近では、新型コロナウイルス感染症の容態を客観的に判断するためによく使われる血中酸素濃度を、指に装着する必要があるパルスオキシメータを使わずに、普通のビデオカメラだけから推定する方法も開発しています。ただし、まだ推定精度が低いため、これを実用レベルまで高めることが課題です。

本システムは、利用者が計測しない場合、ビデオ映像投影面にさまざまな情報を投影することができるため、広告媒体としての利用も可能となるでしょう。

魚眼カメラを用いた複数顔検出・映像脈波解析装置「魔法の眼」

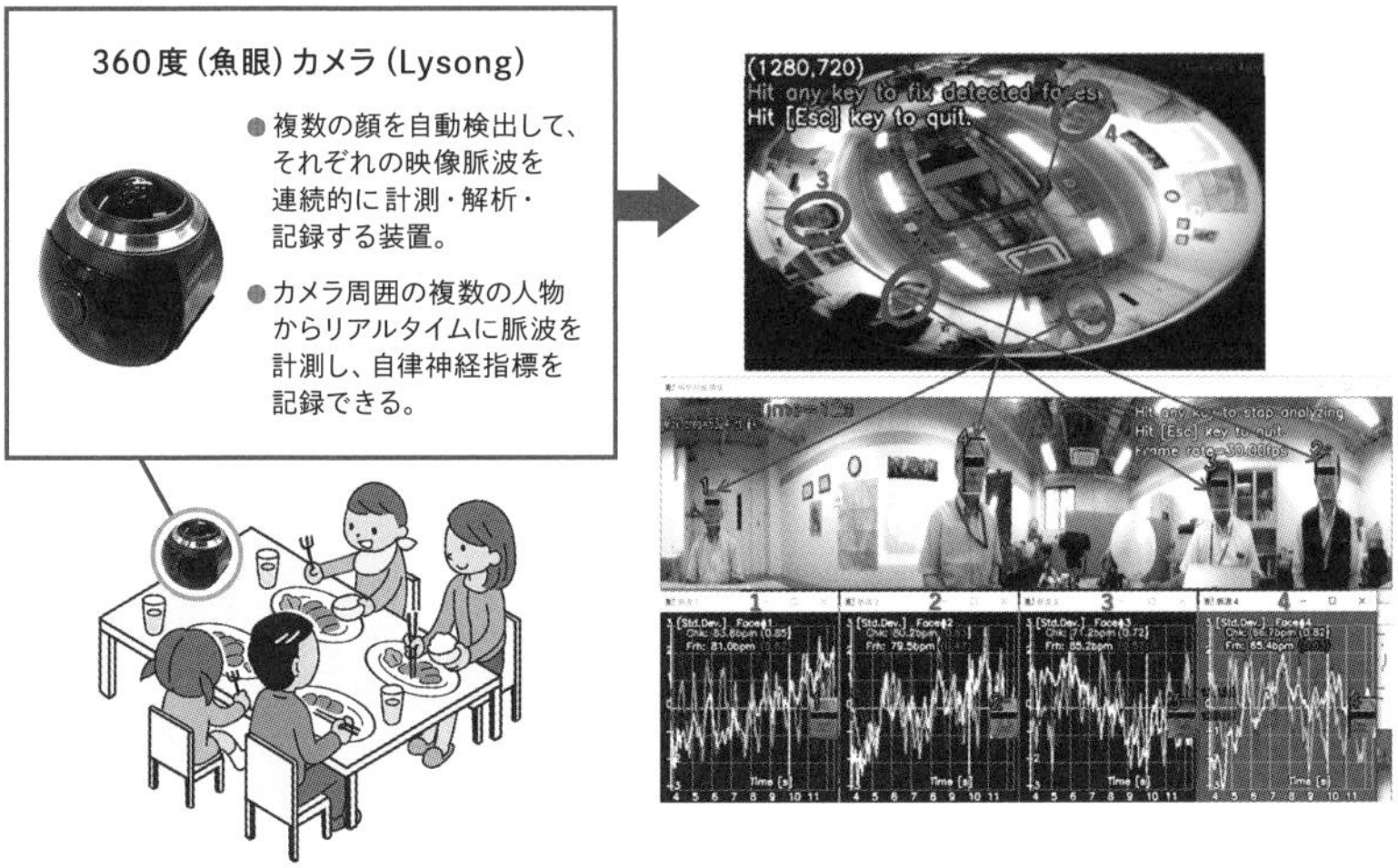
360度（魚眼）カメラ（Lysong）
複数の顔を自動検出して、それぞれの映像脈波を連続的に計測・解析・記録する装置。
カメラ周囲の複数の人物からリアルタイムに脈波を計測し、自律神経指標を記録できる。
(1280,720)
Hit any key to fix detected faces.
Hit [Esc] key to quit.
1
2
3
4
Time [s]

図7. 魚眼カメラからの映像に基づく複数顔検出・映像脈波解析装置「魔法の眼」（＊7）

前にも述べたように、映像脈波は照度が一定で体動がほとんどない環境でないと精度のよい計測ができません。また、生体情報のうち自律神経情報などを得るためには30秒以上の心拍数計測が必要となります。そこで、家庭での日常生活においてできる限り計測行為を意識させることなく、家族全員の映像脈波を計測するため、図7の左上のような魚眼カメラ（360度カメラ）を採用した「魔法の眼」を開発しました。（＊7）これを食卓あるいはリビング・テーブルに置き、カメラの映像から周囲にいる複数の家族の個人識別を自動的に行い、家族ごとの常時撮影した動画像から、最短で30秒間の雑音の少ない脈波信号を見つけ出し、それを抽出・解析・蓄積することを目指しています。

本システムは、フレーム周波数30fpsでの動作が可能で、図7の右下のように（https://mirror-magical.net/English/Fish-eye.webm）、番号で対応した各人の映像脈波から、それぞれの心拍数変動と自律神経指標が出力されます。これらの波形を見ると、頬に対応する波形には雑音が少ないことがわかりますが、額に対応する波形にはかなりの高周波雑音が含まれています。実際の家庭ではこれよりもっと過酷な使用条件となることが予想され、家族の中には髪の毛などで額が露出していない人もいますので、頬からの映像脈波の記録が主となるでしょう。

本システムでは顔映像を解析していますので、当然プライバシー保護の問題が出てきます。しかし映像脈波については、信号を抽出した後で映像自体をその都度破棄していきますので、顔情報の流出の可能性はありません。ただし、個人を識別した後の様々な生体情報は蓄積されていきますので、この装置がインターネットに接続しないでも動作するとはいえ、家庭内での情報管理はもちろん必要となるでしょう。

映像脈波の美容分野への応用可能性

映像脈波は、さまざまな分野での応用が期待されていますが、ここでは美容分野での応用を紹介します。

図8は、一般的に良く知られている女性の年代ごとのエストロゲン量の変化と、それに伴う

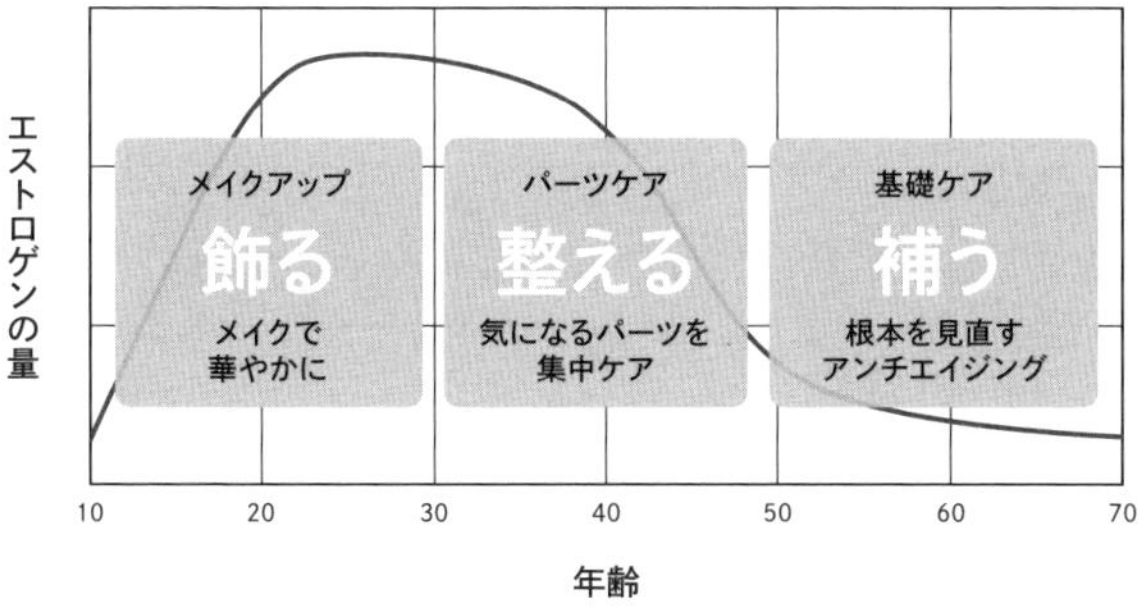

図8.年齢に対する女性ホルモンのエストロゲン量の変化と美容に関する意識の変化

美容に関する意識の変化を調べたものです（カシオ計算機による独自調査）。大多数の傾向として、10代－20代のうちは何らケアをしなくても肌は十分に若々しく美しい状態を保てますので、より華やかに「飾る」ことが最大の関心となります。徐々に肌の変化を感じ始める30代－40代では、気になるポイントを「整える」ことに関心が向きます。そして50代以降になると、根本的な基礎ケアで「補う」ことに関心が変化すると考えられます。

「整える・補う」は、メイク、フレグランス、スキンケア等の美容カテゴリの中ではスキンケアに相当します。スキンケアで重要なことは、ターンオーバーと呼ばれる皮膚の生まれ変わりの周期を整えることです。この点、血流には細胞に酸素や栄養を届けて老廃物を運び出す役割があり、ターンオーバーと密接な関係があります。同様に、自律神経の状態が血流に関係しているということも無視できません。良く知られているのは、交感神経優位な状態（緊張やストレス状態）の時には血管が収縮し血圧が上昇するため皮下の毛細血管を流れる血流は低下します。このような状態が長く続いていると、ターンオーバーの周期が

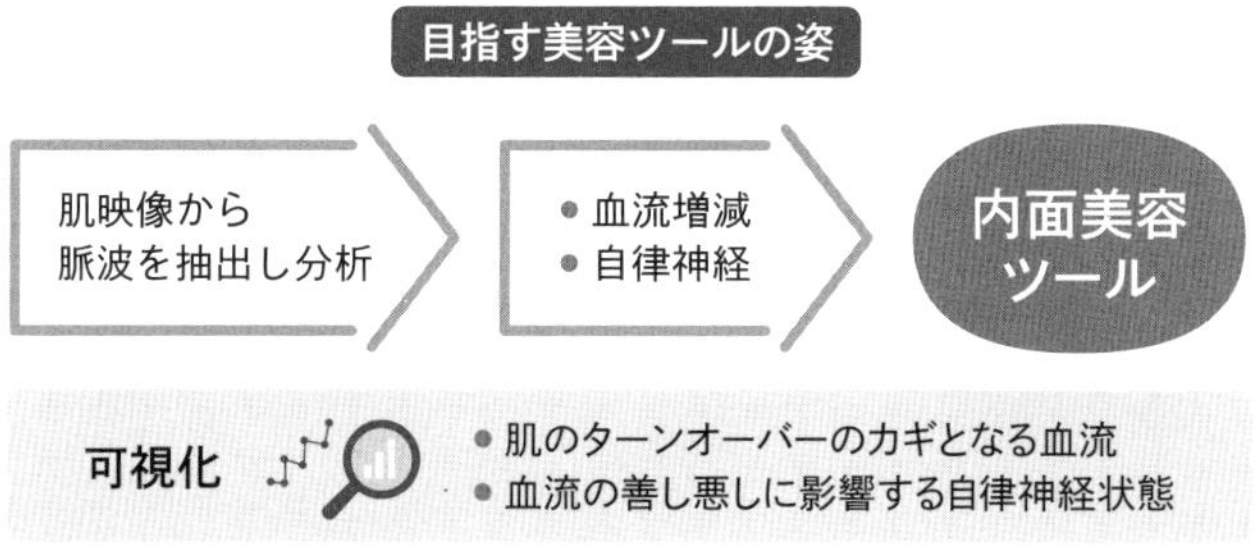

図9.「内面からの美容」という新しい概念

乱れることとなります。

「内面からの美容」という新しい概念

そこで期待されるのが映像脈波です。

ビデオカメラからの顔や掌などの身体映像から抽出される映像脈波は、皮下の毛細血管の血行状態を反映しますので、これを分析することで、血流の状態や自律神経指標を得ることができます。皮膚血流や自律神経状態を知ることは、ターンオーバーを整えることが重要なスキンケアにとって新たな価値をもたらすでしょう。

これまでのスキンケアでは、シワやキメなどの皮膚表面の状態を分析するツールが良く用いられていました。映像脈波の技術を応用することによって、図9のように、皮膚血流や自律神経の状態を知ることができるようになり、内面からの美容が可能となると考えられます。

商品イメージとしては、例えば家庭での使用を想定したスマートミラータイプの美容支援ツールや、部位毎のセンシングに特化した形状の

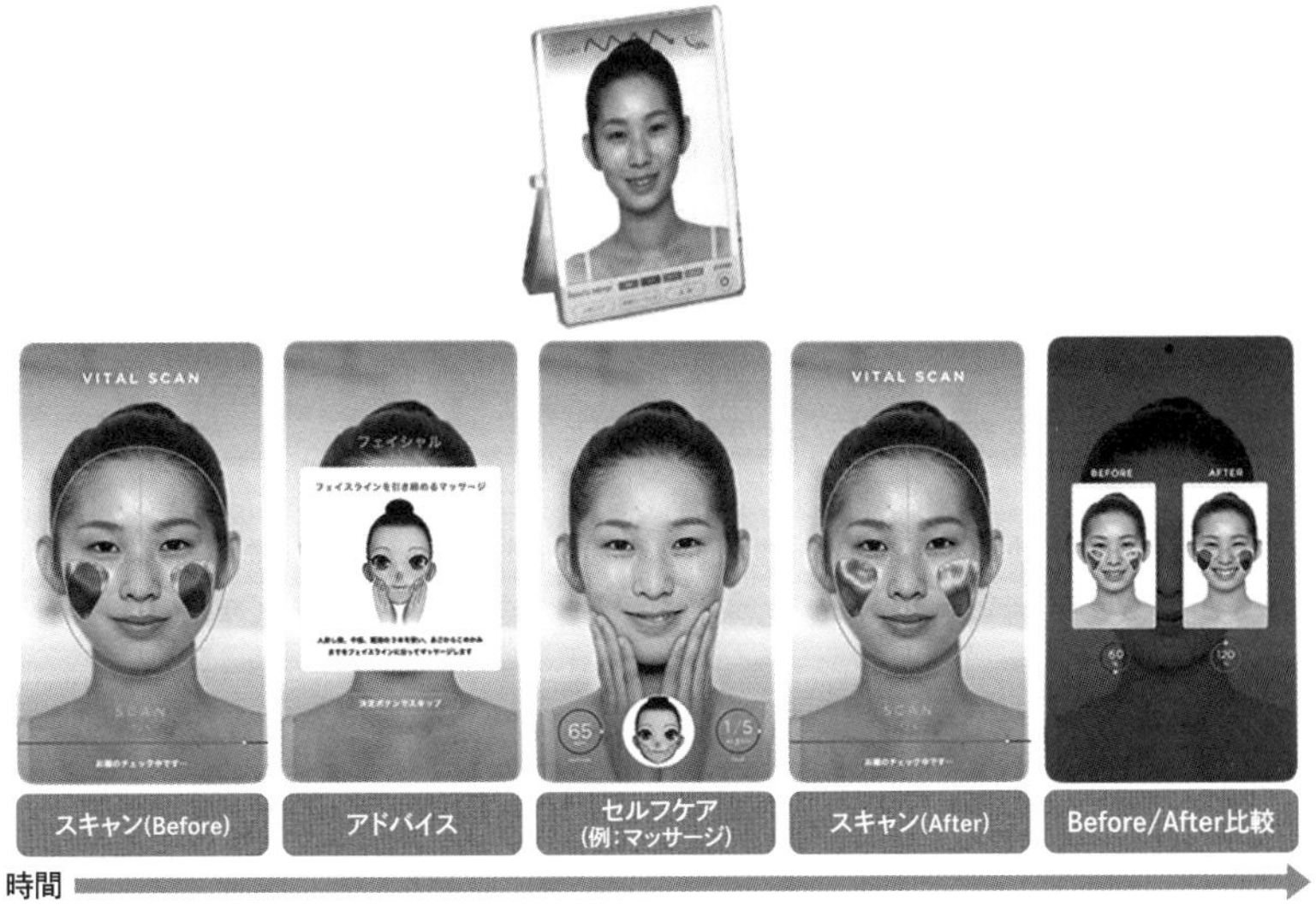

図10.スマートミラータイプの美容支援ツール

プローブタイプの販売促進ツールが考えられます。

スマートミラータイプの美容支援ツール

図10は、スマートミラータイプの美容支援ツールの例です。これを使うと、スマートミラーに提示されるガイダンスを参考にして、自分自身でマッサージやリラクゼーションなどの施術を行うことができます。その施術の前後の映像脈波を比較・分析することで、施術を行ったことによる血流や自律神経状態といった内面の変化を可視化できるようになり、効果を客観的に知ることができるようになります。

これまでスキンケアには「モチベーションの持続が困難」という課題がありました。スキンケアは定期的に継続して行うことが大事なのですが、ターンオーバーの周期は通常4週間程度と言われています。このため、ケアを始めてその効果を外面の変化として実感できるまで何週間もかかることとなり、途中で挫折してしまうことが少なくありませんでした。

このような美容支援ツールを使用することで、「外面的にはまだ変化を実感できないが、内面は少しずつ良い方向に推移している」などとケアの効果を確認でき、モチベーションの維持という点でも非常に効果的だと思われます。

また、新型コロナ感染症の拡大に伴い、デパートの化粧品売場や美容サロンのカウンターで直接肌に触れての接客の機会は減少しています。そのため、Webカウンセリングやメタバース空間上でのアバターによる接客など、非接触の接客が注目されています。ここで紹介したような美容支援ツールがあれば、非接触の接客においてもデータに基づく高度なカウンセリングが可能になり、その恩恵にあずかれる人が大幅に増えると予想されます。

映像脈波を使った説得力のある化粧品の販売促進ツール

化粧品市場では、2020年前後からそれぞれの人に合ったスキンケアを提供するパーソナライズ化が進みつつあります。特に皮膚を健やかに保ち、肌質を整えることを目的とした基礎

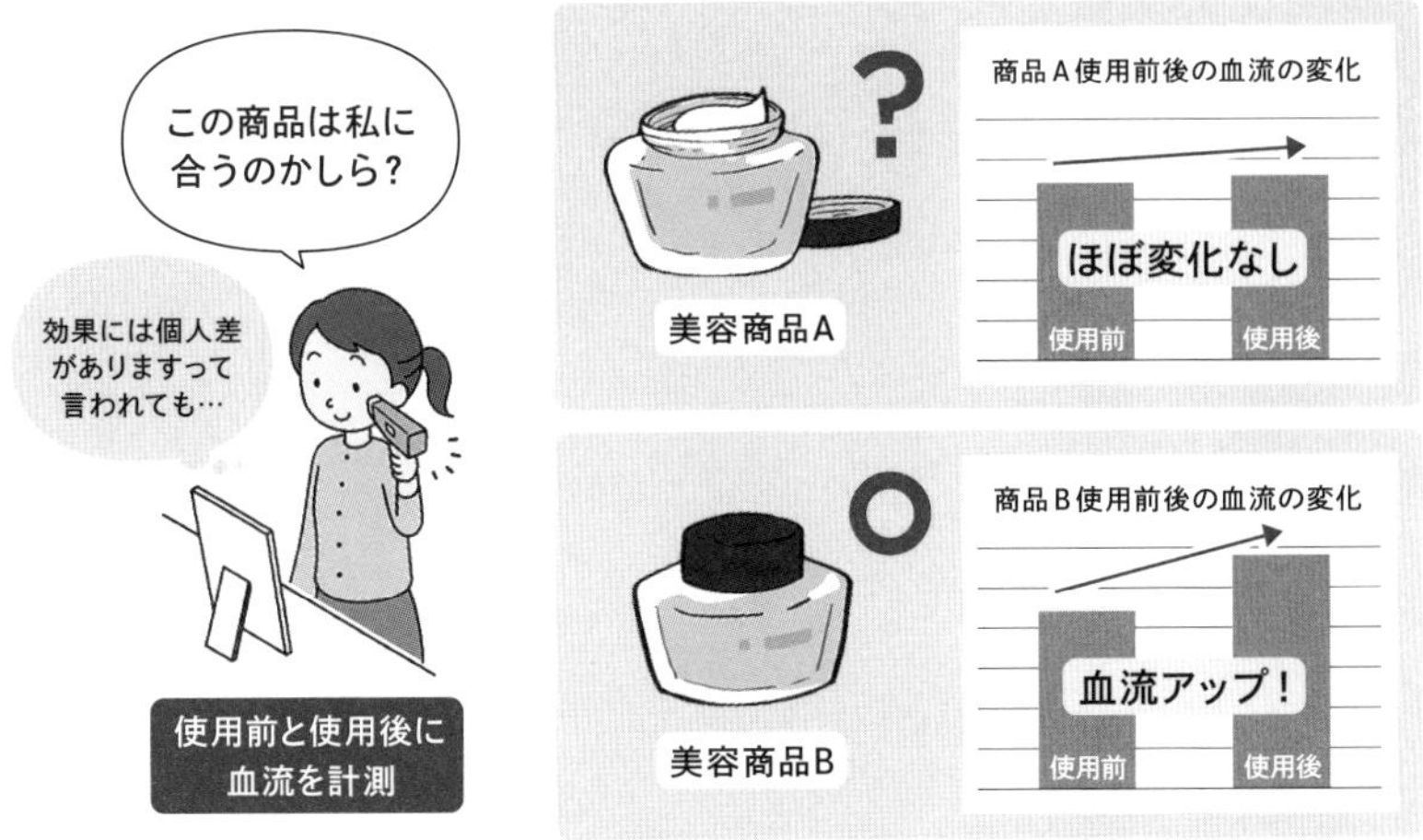
この商品は私に合うのかしら？
効果には個人差がありますって言われても…
使用前と使用後に血流を計測
商品A使用前後の血流の変化
ほぼ変化なし
使用前
使用後
美容商品A
商品B使用前後の血流の変化
血流アップ！
使用前
使用後
美容商品B

図11.映像脈波を使った説得力のある化粧品の販売促進ツール

化粧品にはパーソナライズ化が向いています。これまでは、敏感肌向け、乾燥肌向けなど決まった種類の中から選ぶのが主流でしたが、今後は肌測定のデータに基づいて調合されたオーダーメード的な化粧品が提供されるようになるでしょう。このような用途には、カメラに遮光フードを取り付けて照明LEDを内蔵したプローブタイプの販促ツールが活用できます。フードと内部のLED照明により、環境光の変動やブレによるノイズの影響を小さくすることができ、測定精度を高められます。

図11はその具体的な利用イメージです。デパートの化粧品売場や美容サロンのカウンターなどに設置して、商品使用前と使用後の内面の変化をデータで比較することができるようになります。化粧品の購入を検討しているお客様は、提示されたデータを見て納得して商品を決められるようになり、販売促進のための説得力のある効果的なツールとして期待できます。

第3章

未来のヘルスケアに向けた医療の取り組み

東北大学 医学系研究科 眼科学分野 教授　中澤徹
東北大学 医学系研究科 眼科学分野 助教　前川重人

TOPIC 3

血流動態センサの社会実装について

人口ピラミッドの変化（2005, 2030, 2055） ― 平成18年中位推計 ―

我が国の人口構造の変化を見ると、現在1人の高齢者を3人で支えている社会構造になっており、
少子高齢化が一層進行する2055年には1人の高齢者を1.2人で支える社会構造になると想定される。

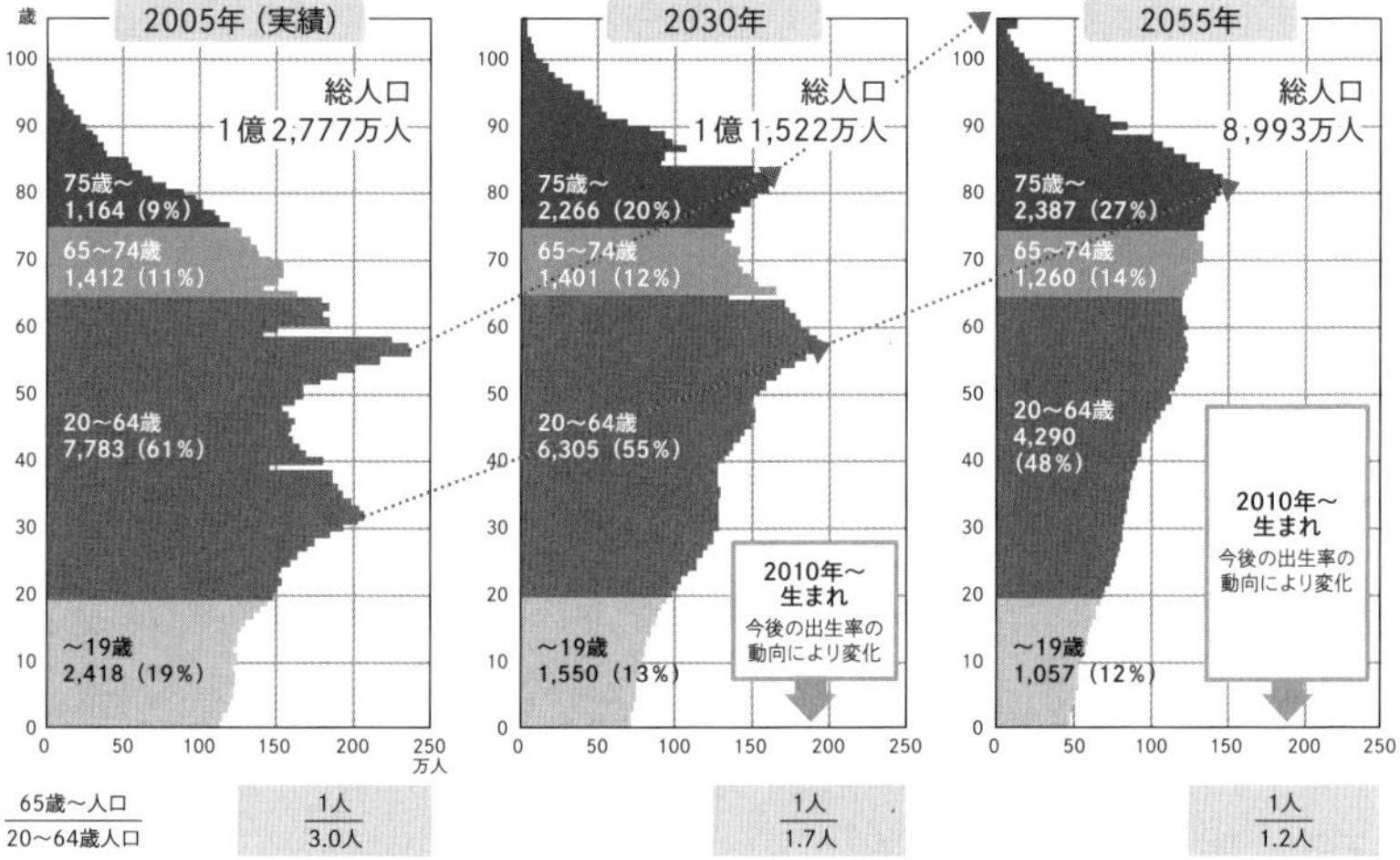

注：2005年は国勢調査結果（年齢不詳按分人口）。
出典）国立社会保障・人口問題研究所「日本の将来推計人口(平成18年12月推計)」(出生中位・死亡中位)

図1. 今後の日本が辿るかもしれない老年人口

医療における今後の予測

現在の日本は、とても高齢化が進んでいます。近年の報告では2005年には高齢者人口が20%であったのに対し、2030年には32%、2055年には41%まで増加することが予想されていて、超高齢化社会の到来が確実にせまっています。(＊1)

そこで高齢者が増加すると問題となってくるのが、医療費です。現在日本の医療費は、基本は3割負担で、また年齢や収入によっては1割、2割負担となり、残りは労働者全員から徴収している税金で支払いをしています。また、年齢が増すと医療機関で受診したり、病気にか

かったりする割合が増加するといわれています。65歳以上では平均で約4種類の薬を飲んでいることが知られ、多くの薬を服用することにより、飲み合わせが悪く副作用などの有害事象を起こすポリファーマシーという問題も起きているぐらいです。そのため、このまま高齢者が増加することで、更に医療費がかさみ、日本の医療制度が破綻する可能性が危惧されているのです。

それでは、今後医療費が破綻した際にどのような問題点が出てくるでしょうか。

まず、医療格差が生まれる可能性があります。医療格差とは、収入の格差により適切な医療が受けられる人と、受けられない人が生まれることであり、実際にアメリカなど他の先進国でも高い保険料を支払える人とそうでない人で治療内容が変わるといった医療格差が生まれています。

さらに医療格差が生じることで、身体的格差、能力格差、さらにはそれらにより貧困格差を引き起こし、悪循環を引き起こす可能性さえ考えられます。近いうちに日本もそうなるかもしれません。

しかし、それでいいのでしょうか？　今までの日本の医療制度は完璧ではないにせよ、最大の特徴は安心して医療を受けられる点です。実際に、国民全員が公的な医療保険に加入し、全員で税金を支払うことで助け合い、また自由な医療機関を受診できるようになっています。そのことにより、病気による不幸も減らせると考えられています。日本が世界的にも高いレベルの医療を受けることができるおかげで、死亡率が低く、世界有数の長寿国であることもその証拠だと思います。誰もが簡単にまた自由に医療を受ける権利を享受できている国民は、世界の中でもそれほど多くありません。それが続くようにすることが目指すべき医療と思われます。

私たちは、それを維持するために医療者が何をすべきなのか考え、また、10年後の未来のために何をできるか検討しました。

私たちがやらなければならない取り組みについて

では医療者は未来の目指すべき医療のために何ができるのでしょうか？

私たちが考える理想の社会とは、自分や大切な人たちが皆健康で、ワクワクする自己実現に打ち込めるような社会です。そのために、病気を早めに発見し、軽症の段階で治療を行うことができれば、受診する回数も少なくなり、日常生活の見直しで対応できるケースも増えるため、あまり医療費は掛からずに済むでしょう。例えば、高血圧や糖尿病などの病気は、重症の場合、薬の量も増え、医療費が大きく増加するのに対して、軽症の場合には薬に頼らずに生活習慣の改善で解決できるケースも存在します。一人の患者としても、病気の不便や不安を抱えながら、家族の協力を得ながら生きるよりも、予防により生活に影響のない状態で笑いながら生きるほうがいいですよね。

このように、早期発見と早期治療は医療費の点でも、患者を重症化させない点でも、幸せに生活する点でもともに重要になると考えられます。

それでは、これらを実現するためにはどのような取り組みを行うのがいいのでしょうか。私たちは、3つのことを考えました。

❶病気に対する行動変容を促す取り組みを行うこと

❷病気の早期発見のための新しい機器や解析を用いた取り組みを行うこと

❸電子機器の発達による大量のデータを活用する取り組みを行うこと

なぜこれらが重要になるのでしょうか?

まずは❶の行動変容です。行動変容という言葉はあまり聞かない言葉かもしれませんが、自ら主体的に納得して次のアクションを起こすことです。病気について正しい知識がなければ、病気と向き合うことはできません。医療は医療者と患者の二人三脚で行う必要がありますから、医療者側だけが訴えても、それを患者側に理解していただかなければ成り立ちません。また、間違った知識は誤った治療や病気の悪化を招きかねません。そのため、正しい知識を得る場所の提供、また病気とはどのようなものなのか体験する場、そして病気に対する悩みを気軽に相談し、正しい知識を持つ者が答える場所を作り上げることが必要であると考えます。行動変容には「自分事」になることが大切です。いくらテレビの健康番組で正しい知識を提供していても、もしかして自分のことかな?と思う機会がないと、スルーしてしまいます。自分が普段感じている身体の悩みや家族がかかった病気などの切り口から、自分事にできる工夫が重要で、この点は理系的な論理や理屈ではなく、心をテーマにしたアプローチが必要です。

次に、❷の病気の早期発見のための新しい機器や解析についてです。病気については現在医学の進歩で新しいことがたくさんわかってきました。その一方で、検査値は常に変動しており、病院の一度の検査だけでは不十分であることが問題と考えています。普段家にいる状態、つまり長期的な血圧の変化や運動、食事などをすべて把握することはできておらず、それを利用できれば多くのことがさらにわかってくるといわれています。そこで、私たちは、日常生活の変化を、今まで以上にもしくは今までできなかった一部のものを数値化することで問題点を「見える」ようにして、それを医療に応用することで、早期発見や早期治療につなぐことを考えました。

最後に、❸の電子機器の発達による大量のデータを活用することについてです。近年、機器の発達が著しく、それを活用することで新たな医療を構築することができると考えられています。日本の社会では、人がアクセスして情報を入手して分析する、いわゆる情報化社会ができ上がっていて、さらに日本政府はそれを発展させるべく、様々な情報を集積して、それをビッグデータとしてＡＩが解析し、それを利用して新たな価値や提案ができる社会を構築することを推奨しています。このように大量のデータを解析できる状況が整いつつあり、それを医療にも生かしていくことが必要です。しかし、中国やインドをはじめ諸外国では人口も多く、データの多さの戦いでは日本に勝ち目はないと考えています。ですので、日本ではマルチモーダルといって、一人の人から多種多様な密で正確なデータを集めていくことが重要です。また過去のデータの分析や今まで解析できなかったデータ運用などを行うことは、いままで理解できなかった領域に踏み込むチャンスであり、これを積極的に利用していく必要があります。

このように、行動変容、早期発見・早期治療のための試みを続け、そして大量のデータの活用を行うことによって、未来を変えることができると私たちは考えています。

その一例として、私たちと志を同じくする東北大学の眼科医のチームを中心に、緑内障という目の病気を切り口にこれらを実践して実行する試みを行いました。

緑内障とは

緑内障とは、〝視神経と視野に特徴的な変化を有し、通常、眼圧を十分に下降させることにより視神経障害を改善もしくは抑制しうる眼の機能的構造的異常を特徴とする疾患である〟と日本緑内障学会で定義されています。（＊2）網膜神経節の細胞死とそれに伴う視野障害を認める疾患で、放置しておくと失明してしまう怖い病気です。近年の疫学調査では、緑内障患者の有病率は40歳以上の人口のうちの約5％であり、中途失明原因の第一位であることが報告されています。

日本における失明原因の内訳

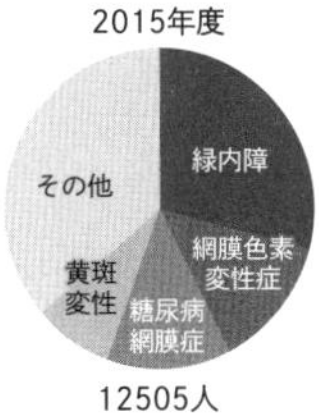

原因疾患	割合
緑内障	28.4%
網膜色素変性症	14.0%
糖尿病網膜症	12.8%
黄斑変性	8.0%
脈絡膜萎縮	4.9%
その他	31.7%

Morizane Y, et al. Jpn J Ophthalmol. 2019:26-33

緑内障における視野進行について

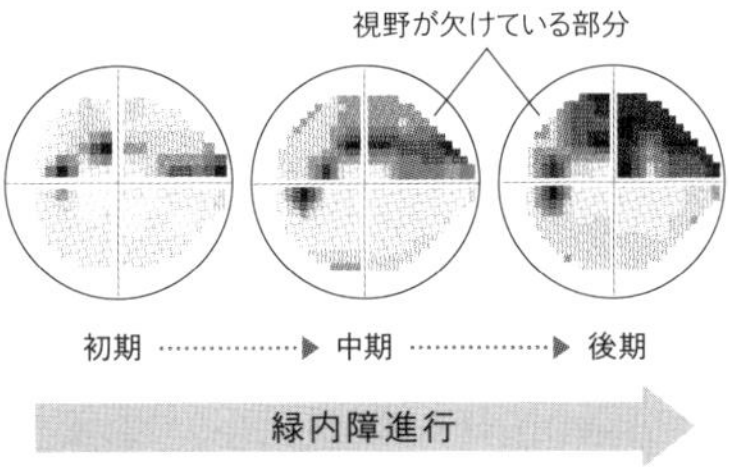

緑内障における危険因子と全身疾患との関連性

年齢 1) 2)	近視 1) 3)	自律神経 14)
家族歴 4)	高眼圧 1) 2)	血流 夜間低血圧 Non Extreme dipper 12) 13)
酸化ストレス 8) 9)	炎症 10)	生活習慣 5) 6) 7) 無呼吸症候群 栄養・飲酒

1) Suzuki, Y et al. Ophthalmology 113:1613, 2006 [Tajimi]
2) Leske, MC et al. Ophthalmology 114:1965, 2007 [EMGT]
3) Marcus, MW et al. Ophthalmology 118:1989, 2011 [Meta]
4) Tielsch, JM et al. Arch Ophthalmol. 112:69, 1994 [Baltimore]
5) AGIS Investigators. Am J Ophthalmol. 134:499, 2002 [AGIS]
6) Lin CC et al. Ophthalmology 120:1559, 2013
7) Zanon-Moreno V et al. Mol Vis 15:2953, 2009
8) Izzotti A et al. Mutat Res 616:105, 2006
9) Almasieh M et al. Prog Retin Eye Res. 31:152, 2012
10) Vohra R et al. Surv Ophthalmol 58: 311, 2013
11) Faridi OS et al. Ophthalmology, 121:1524-1530, 2014
12) Bowe A, et al., Am J Hypertens, 28:1077-1082, 2015
13) Raman Pet al., Eye (Lond) 32:1183-1189, 2018
14) Joanna Wierzbowska et al., 2012 Br J Ophthalmol.

図2. 緑内障について

そして、今後さらに有病率が上昇し、失明患者が増加する可能性が高いことを示唆した結果も報告されています。（＊3）また、緑内障は眼圧が重要な要因であり、眼圧により視神経が圧迫障害を引き起こすとされていますが、日本の緑内障患者の7割以上が、眼圧（眼球内を満たしている眼内液の圧力）が正常範囲内にある「正常眼圧緑内障」であること、そして眼圧下降が十分に行われているにもかかわらず、発症や視野進行をきたす症例が数多く存在することがわかってきました。

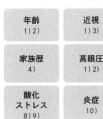

このように、緑内障に対する診断や治療は、眼疾患の中で重要な課題となっています。緑内障などの眼疾患の発症や進行において様々な要因が近年の研究で明らかに

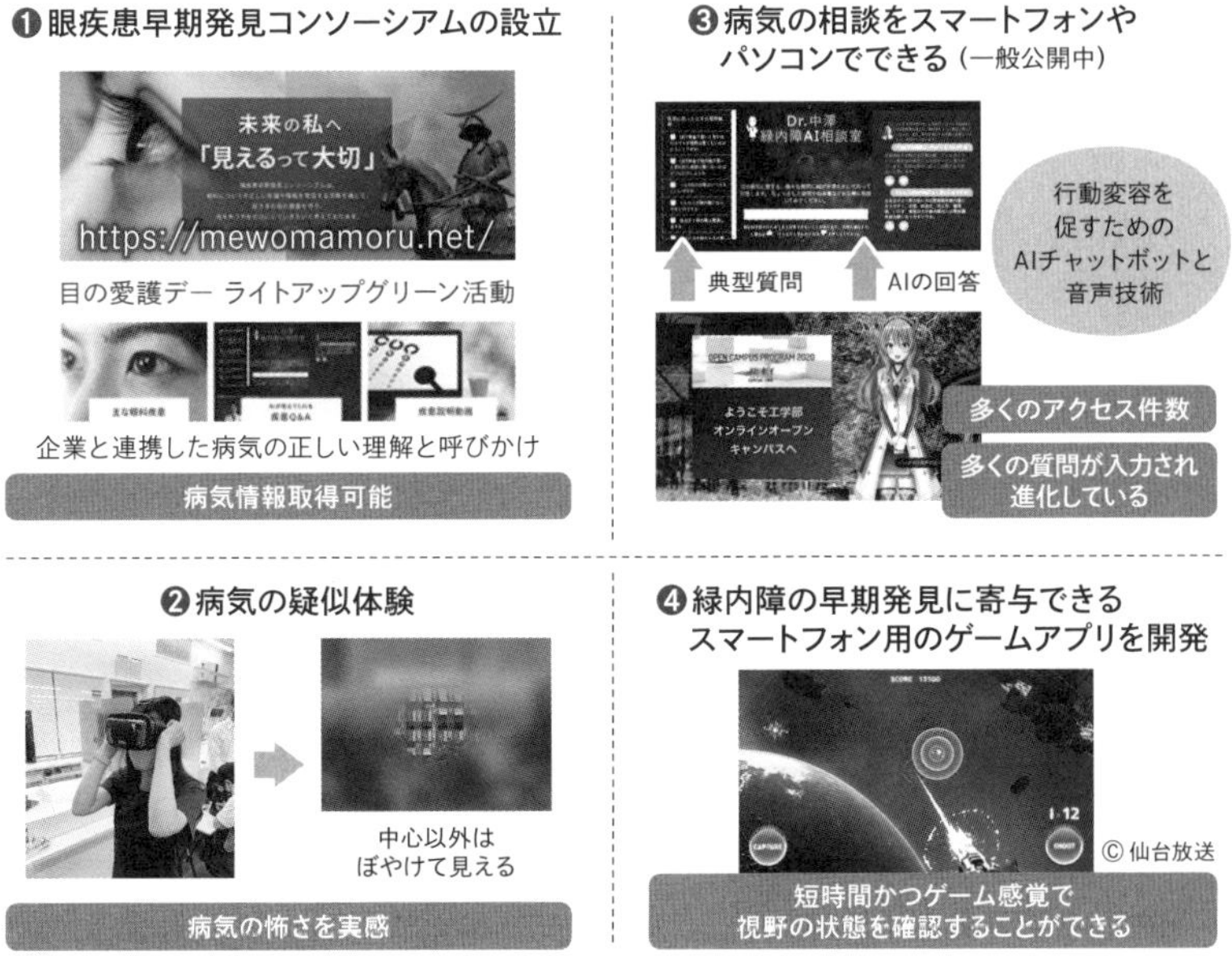
❶眼疾患早期発見コンソーシアムの設立
未来の私へ
「見えるって大切」
https://mewomamoru.net/
目の愛護デー ライトアップグリーン活動
企業と連携した病気の正しい理解と呼びかけ
病気情報取得可能
❷病気の疑似体験
中心以外はぼやけて見える
病気の怖さを実感
❸病気の相談をスマートフォンやパソコンでできる（一般公開中）
Dr.中澤
緑内障AI相談室
典型質問
AIの回答
行動変容を促すためのAIチャットボットと音声技術
ようこそ工学部
オンラインオープンキャンパスへ
多くのアクセス件数
多くの質問が入力され進化している
❹緑内障の早期発見に寄与できるスマートフォン用のゲームアプリを開発
1:12
© 仙台放送
短時間かつゲーム感覚で視野の状態を確認することができる

図3. 早期発見・行動変容

なっています。さらに全身と緑内障との関連性も指摘され、日常生活の変化をとらえることが緑内障の発症や予防につながる可能性が示唆されているのです。

私たちが未来に向けて行った実際の取り組みについて：行動変容

では、実際に私たちがどのような取り組みを行ったのかについて説明しましょう。

行動変容を促すことで、病気についての正しい知識だけではなく、早めの病院受診を促し、未病の状態で発見できる可能性があります。そこで以下の試みを実行しています。

眼疾患早期発見コンソーシアムの設立

コンソーシアムとは、多くの仲間を集めて一緒に考えて行動する組織体のことです。これを設立することで病気の怖さや正しい知識を広めることができます。早期発見にはできるだけ多くの人を巻き込んでいく必要があります。眼科の医師だけでなく、目に関わる仕事をしている複数の企業の方、メディカルスタッフの学生など、目の健康を願う気持ちを持つメンバーで構成しています。実際に、イオンなどの大型商業施設で現地イベントを開催したほか、ホームページを設立し、ネットでのイベントや知識の共有を行いました。実際に病気にかかった方の体験談を聞くなど、いつでも気軽に聞いたり、質問したりできる場も設けました。今の健康活動は、ネットにある根拠のない治療で惑わされる方が多く、そういう方が一人でも減るような社会を作っていきたいと思います。

病気の疑似体験

病気を疑似体験できることも大切です。視覚はＶＲ体験と相性が良いことが知られています。そこで、緑内障患者の見え方を体験すること、車運転の際の見えないことへの危険認識を作り出することができるVRシステムや運転体験版を作成しました。実際に恐ろしさを体験することで病気に対する関心や理解度を増すことができ、さらには病気を調べるきっかけとなり早期発見につながる可能性があると考えます。これについてはこの技術を応用し、今後、他の臓器についても麻痺になると生活ができないこと、嗅覚が失われると味がしなくなり生活の楽しさが失われること、また、聴覚が失われた聞こえない状態の怖いことなどを、小中高校、大学で体験学習に使用するなど、様々な応用に広げることができるようになれば、さらに多くの人に様々な病気の理解を深めていただけると思われます。

病気の相談をスマートフォンやパソコンでできる

病気の相談を今よりも簡単にできるようにする必要があります。というのも、病院は日中しか診察をしていないため、働いている人や子育てをしている人は行きにくいという問題点があります。また病院は「怖い場所」というイメージもあります。そのため病気が悪化しないと病院を受診しない、また夜間や休日等の人出が少ない時に来てもらっても、対応が困難だったり十分な話も聞けず大事なことを見逃す可能性も出てきます。

そこで医学的知識を有するＡＩを使用して会話ができるようにすることで、時間をかけて問診を行うことができるようになります。新しい取り組みとしてＡＩによるチャットボットのトライアルを行いました。患者さんが疑問に思う３００種類の質問と、その模範解答をＡＩに学習させ、モデルを構築しています。まだ今はできていませんが、重症度が高い人に対する質問も用意して、直ぐに受診したほうがいいことを教えたり、さらに救急車を要請するなど、的確に対応できるようにすることを模索しています。さらに東北大学工学研究科能勢隆准教授の技術により、短い発話の音声から、その方の声を合成することができるようになりました。それにより、アイドルの声や故・安倍元首相の声など様々な声を対話に使用することが可能となりました。相手が望む最も親近感のある音声で訴えかけることで、文章を読むよりも関心が持て、行動変容につながることが期待されます。

緑内障の早期発見に寄与できるスマートフォン用のゲームアプリを開発

現在、スマートフォンやタブレットの普及が著しく、老若男女誰もがデジタルデバイスを使用できるようになっています。そこで、私たちはゲーム感覚で目の病気の検査ができるアプリの開発に着手しました。仙台放送との共同研究で視野の状態を確認することができるアプリケーション（METEOR BLASTER）の開発に成功しました。これは宇宙空間を舞台とした「シューティング系ゲーム」です。画面中央の隕石を破壊する等の簡単な操作に約5分間取り組むだけで、利用者の「視野」を簡易判定できるもので、これまで難しいとされてきた緑内障の早期発見にも寄与できる可能性があります。

私たちが未来に向けて行った実際の取り組みについて：病気の早期発見

病気は早く見つけることができれば、日常生活に支障をきたさずに生活を送ることができる場合が多いです。そこで早期発見をすることは極めて重要です。私たちは以下の検査や技術を用いることで、早期発見を促す試みを行っています。

ユニークなデバイスの確立

今まであった検査も当然必要ですが、それを進化させて、簡便で体に負担のない非侵襲的な検査をいつでもどこでも行うことができる機器なども必要です。そこで様々な大学関係者や機器メーカーと協力しデバイスを作成・使用し、全身と眼との関連性を調べることを行いました。例えば、爪床毛細血管を撮影することで末梢循環を反映させる装置（爪床血管が全身循環を反映している

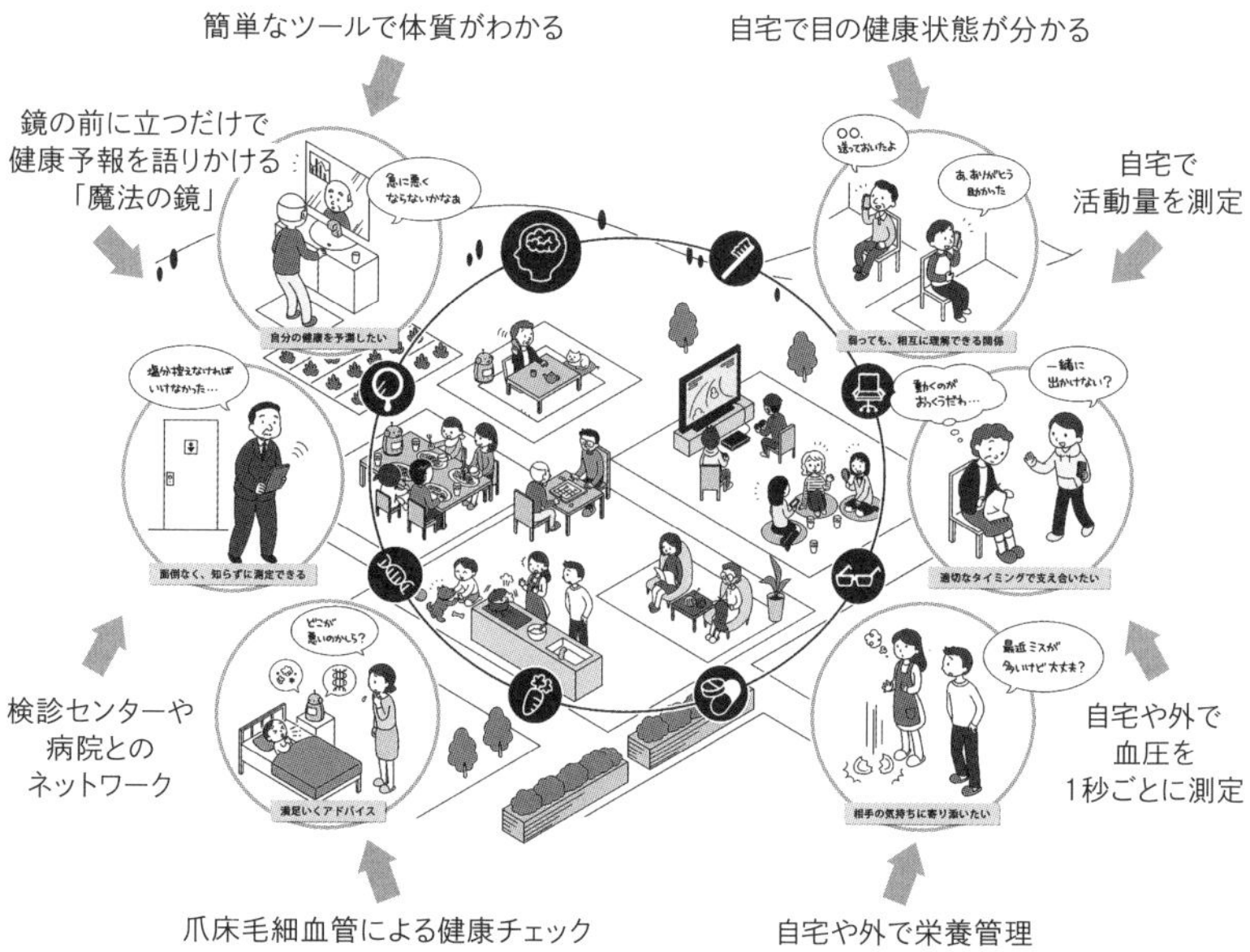

図4. ユニークなデバイスを用いた病気の早期発見
さりげなくかつ簡便で非侵襲的な健康管理システム

ことが示唆されており、複数報告されている）、魔法の鏡（顔の表面から血管を解析し脈波から自律神経を解析する。自律神経は臓器の制御を行っている）、24時間連続推定血圧計（腕時計型、巻いているだけで血圧や脈拍を測定）、アプリを使った食事摂取や運動をすることで、病院外での活動や変化を記録します。これらを実施し、実際に一部の結果で緑内障患者さんと健常者の方とのデータには差が出ることが示唆されました。今後は病院の待ち時間を利用して検査したり、町の中でも家でも検査を行ったりして、健康状態を管理できるシステムを作り上げることで、それを早期発見につなぐことができます。

遺伝子や代謝産物を採血により解析

個々人の体質を表すゲノム情報（遺伝情報）を利用することにも大きな意義があります。なぜならそれにより疾患のなりやすさがわかれば、子供の時からのゲノム情報は不変なので、日常生活を変化させ予防に対応しやすくなるからです。また、代謝産物（生体内の代謝によって生じる物質）から様々な疾患が予測できたり、進行状況やさらには治療効果もわかったりすれば客観的診察ができる可能性があります。緑内障の発症や進行は遺伝子も一部関与していることが示唆されています。

AIを用いた技術の確立

他の臓器から心臓や脳の状態を測ることができれば、トータルでケアすることができるようになります。血管の病気は最初に毛細血管が損傷され、その後、中血管から大血管に障害が広がります。そのため、毛細血管の評価により心臓や脳の血管障害を10年以上早く察知することが可能です。私たちは、眼底の毛細血管の状態から、脳の虚血（酸素不足）の有無を判定できる可能性があることを今回の研究で突き止めつつあります。

検診センターにおける様々な取り組み

早期発見の場として期待されるのが健康診断です。健康診断で様々な病気が見つかり、早く治療を開始することができたことで、大事には至らずに済んだ方も大勢います。私たちは検診センターと連携し、今までになかった眼のスーパー健診を開始しました。さらに、検診センターで行ったデータが、連携する医療施設で閲覧できるように、ＭＭＷＩＮ（Miyagi Medical and Welfare Information Network：みやぎ医療福祉情報ネットワーク）を利用しています。ＭＭＷＩＮは東日本大震災でカルテが津波で流され、災害活動に支障をきたした反省から、「良質な医療・介護が適切に提供される体制を確立し、県民の安心と信頼を確保するため」に宮城県や総務省・厚生労働省の復興補助金を活用し構築したクラウド型の情報ネットワークです。これにより宮城県内の医療機関、介護福祉施設や保険薬局などで扱われる、診療情報や介護福祉情報などを電子化し、遠隔保存・共有することで、安全で質の高い医療や介護福祉サービスを提供することができ、万一の災害・事故においても二度と情報を失うことなく医療介護福祉支援ができます。こういった地域連携ネットワークは早期発見から、治療の継続にもつながる貴重なツールと考えています。

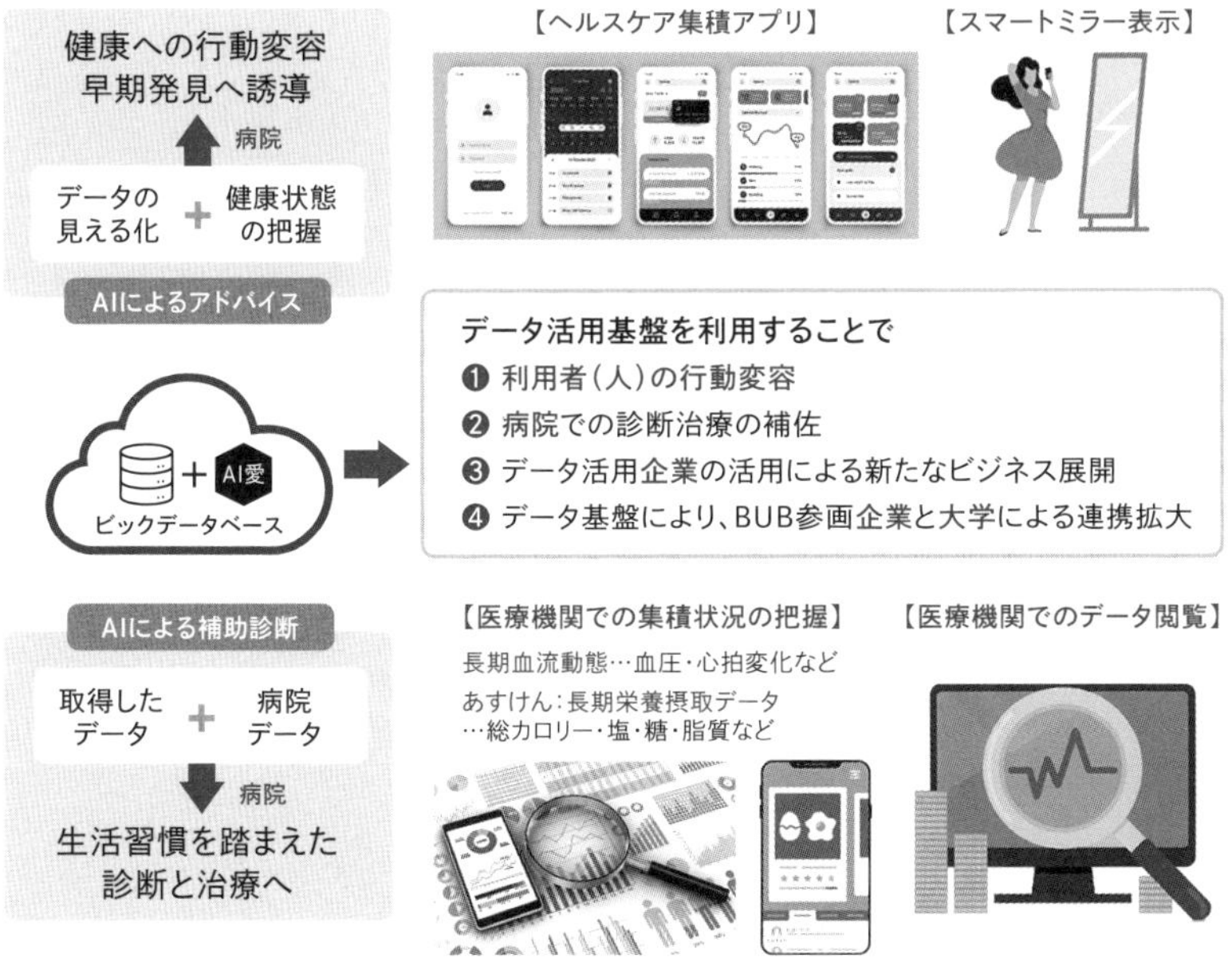

図5. データプラットフォームの確立

私たちが未来に向けて行った実際の取り組みについて：データプラットフォームの確立

著しい電子機器の発達や通信データ網の進展により、多くのデータを利用できるようになりました。そのため政府は大量のデータ取得と、それを貯める場所の確立と、それを利用したＡＩを作成し、新たな事業の参入を推奨しています。私たちも今までの診療データだけではなく、新たな研究から得られたデータを融合することで、新しい考え方を生み出すことができるようになってきています。例えば眼底写真を大量に集め、それと性別や血圧と照らし合わせることで、性別を見分けるＡＩの開発や、実際に計測した値に近い血圧の推定値を算出することができます。それを行うためのデータサーバー作りを行い、また私たちが考えた新しいデバイスも取り入れることで、日常生活の検査データも可視化できるようになります。それにより新たな治療につなげることができるのです。また、データの活用を利用者に向けることで、現状を「見える」ようにして、それを把握することで、利用者のモチベーション向上にも活用できます。また、患者さんの同意のもと、データを蓄積することで、新しい機器の開発や新しい治療薬の評価などにも活用することができるデータプラットフォームを確立することができるのです。

理想の将来について

このように行動変容、病気の早期発見、ビッグデータの活用を行うことで、様々な未来が開けてくるのではないでしょうか。これはあくまで理想・希望であり、これを実現できれば世の中はより良くなるのではないでしょうか。

医療費の削減について

先ほどからお話ししているように現在医療費が膨大に使用されており、削減が急務となっておりますが、軽症の方が増えればそれほど医療費をかけなくても病気を安定させることができます。そのため、他の病気の解明や治療薬がない病気にその費用を回すことができ、新しい診断機器や治療ができるようになるのではないでしょうか。また、医療費を浮かせることで、小・中・高校・大学にかかる費用を免除したりすることなどもできるようになるかもしれません。

健康寿命について

他には何といっても健康寿命がさらに延びる可能性があります。現在、寿命が延びているといっても体が動けない状態の方もいます。しかし、早期発見や日常的に健康を保つようにすることで、未病の状態で病気を防ぐことができ、寝たきりの状態ではなく、今までと同じような暮らしができる状態をより長くできるようになるのではないでしょうか。100歳で仕事や運動などをしている人が当たり前になるかもしれません。

診察の仕方について

診察方法は大きく変わる可能性があります。まずは今までよりも病院への受診を減らすことができるかもしれません。日常の中で検査を行っており、それを基に医師が健康状態をＡＩとともに見守り、普段の検査は自宅で行い、年に数回の大きな検査や手術のために病院に通院してもらうことで、健康を管理することができる世界が待っているかもしれません。最近はコロナ禍で一極集中の病院に集まる体制から、分散型健康生産社会への変革が望まれています。また、待合室での時間の無駄を省くために、診察を受けるまでの検査をスムーズに行い、それをデータプラットフォームに蓄積、今まで日常生活で蓄積したデータも踏まえ、診察で今後の方針を医師と話し合うことができるようになるかもしれません。

個別化予防と個別化医療について

人間には個人差があることが知られています。病気も同じで、病気の進行も、発症の仕方も、薬の効き方にも個人差があります。しかし、現状、多くの病気は、いろいろなパターンがある病気も症状が近ければ、まとめて１つの病気として取り扱っています。その結果、過剰・過少治療につながっています。やはり、１つの病気を更にグループごとに細分化し、適切な治療をすることが大切です。緑内障も個別化医療が望まれている病気の代表です。眼圧、つまり眼の圧力が神経を圧迫し緑内障を引き起こすとされていますが、それ以外にも、近視や冷え性、メタボリック症候群など、様々な要因で引き起こされています。しかし、治療方法は眼圧を下げる治療しか存在せず、まだまだ分からないことが多いです。将来は、最新で容易な検査装置により、簡単に緑内障の病気の原因（遺伝子や生活習慣）が分かり、個別化医療につながることが期待されます。また、遺伝に代表される病気になりやすい体質や日常の長期的な生活習慣が「みえる」ようになれば、緑内障を未然に防ぐ個別化予防にもつながる可能性を秘めています。

TOPIC 3

血流動態センサの社会実装について

東北大学　学際科学フロンティア研究所　所長・総長特命教授　早瀬敏幸
エレコム株式会社　岩本修

血圧が高いと悩んでいるご家族はいませんか？　塩分を控えたり野菜をとったりすると血圧が下がることはトピック1でご説明したとおりですが、そもそも簡単におおよその血圧を調べる方法はないのでしょうか？　COI東北拠点では、腕時計型のデバイスでそれを可能としました。

高血圧について

皆さんは自分の血圧の数値を知っていますか。健康診断や病院での診察の際に必ず血圧を測りますが、覚えていない人も多いのではないでしょうか。最近テレビで血圧が130を超えると要注意というコマーシャルを目にします。図1に示すように、日本の人口の4割にあたる4300万人が高血圧で、そのうちの3分の1が高血圧であることを自覚していないと言われています。高血圧は心筋梗塞や脳梗塞などを含め様々な病気の危険因子であることが明らかになっています。自分の血圧を正しく知ることは、健康な生活のためになくてはならないものなのです。

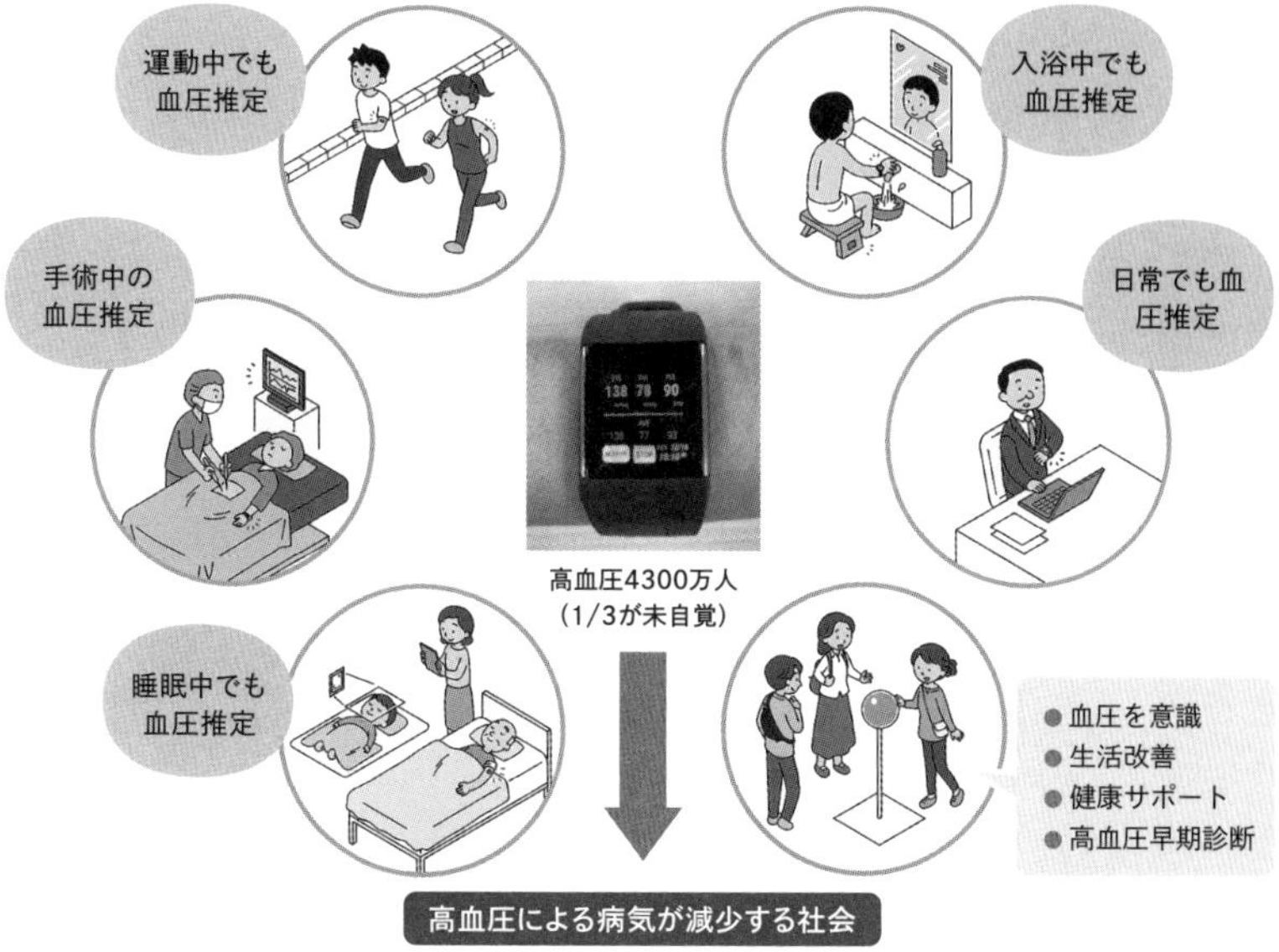

図1. 血圧を知って健康社会を実現

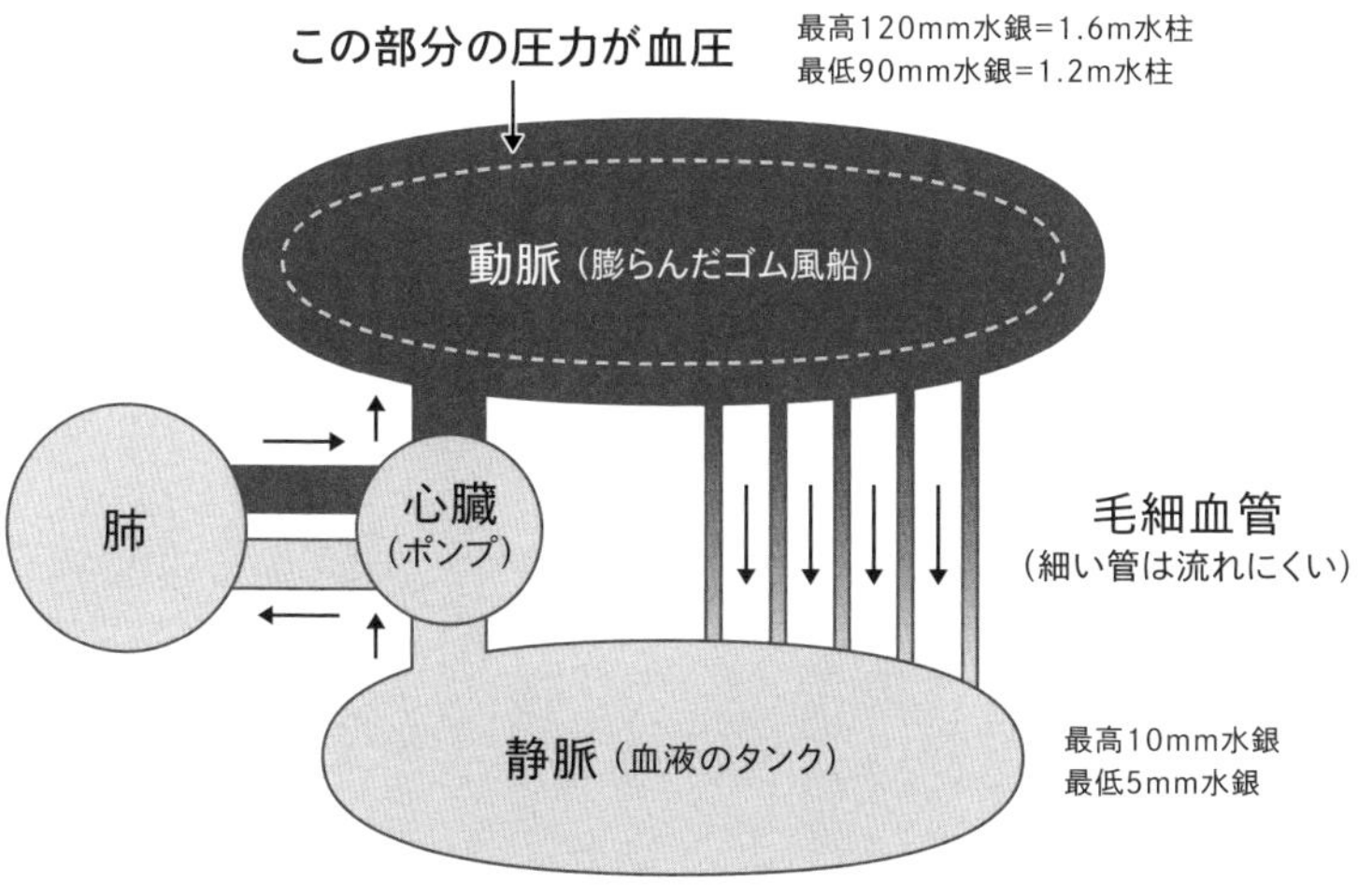

図2. 血液循環のイメージ

血圧とは

血圧とは何かについて説明します。図2は全身の血液循環を単純化したものです。血液循環は、心臓から肺以外の全身に血液を送る体循環と、肺に血液を送る肺循環に分かれます。体循環における全身の動脈は血液で膨らんだゴム風船のイメージで、ゴムが縮もうとする力により動脈内に高い圧力が生じます。動脈内の圧力は慣例的に水銀柱の高さで表します（大気圧は760mm水銀柱です）。動脈には心臓の拍動により周期的に血液が送り込まれます。1回の拍動で送り込まれる血液は80ccほどで1分間の心拍数が70回程度ですので、1分間に5リットルほどの血液が動脈に送られます。動脈の中の血液は、体中の末梢血管と呼ばれる細い血管を通って静脈に流れ込みます。末梢血管の最も細い部分が直径5ミクロン（1000分の5mm）の毛細血管で、酸素や二酸化炭素、栄養分や老廃物のやり取りが血液と全身の細胞との間で行われます。毛細血管を含む末梢血管に血液を流すためには大きな圧力が必要となります。

動脈内の血圧の変化を考えてみましょう。心臓が収縮して血液が送り込まれた直後が最も動脈が膨らんでいますので、その時の血圧が最高血圧（収縮期血圧とも言います）で120mm水銀柱程度、その後次の収縮が始まるまでは、心臓は拡張していて動脈には血液が送られず、動脈から末梢血管に血液が流れ出すだけなので動脈の膨らみはだんだんと減少し血圧は下がって

90mm水銀柱程度の最低血圧（拡張期血圧）になります。その後再び、心臓の収縮が始まって圧力が上昇する、ということを繰り返します。

静脈は血液のタンクの役割をしていて、静脈の血圧（静脈圧）は5から10mm水銀柱程度と低い値をとります。静脈の血液は心臓により肺に送られ、酸素を取り込んだ後に再び心臓から動脈に送られます。

血圧測定の方法

現在普通に使われるのは「カフ式血圧計」です。病院などに設置されている自動血圧計では、筒の部分に腕を通してスイッチを入れると周りから空気袋（「カフ」と言います）が膨らんできてだんだんと腕を圧迫した後にカフが緩んで、最高血圧と最低血圧と脈拍が表示されます。血圧測定の原理を説明します。カフにより腕を圧迫する間に、カフの圧力が血圧よりも高くなると腕を通る動脈（上腕動脈）がつぶされて、最高血圧と最低血圧の間の血圧の変化に応じて、通常は円筒形の血管が大きく変形し、それに応じてカフ内の圧力が変動したり、特徴的な音（コロトコフ

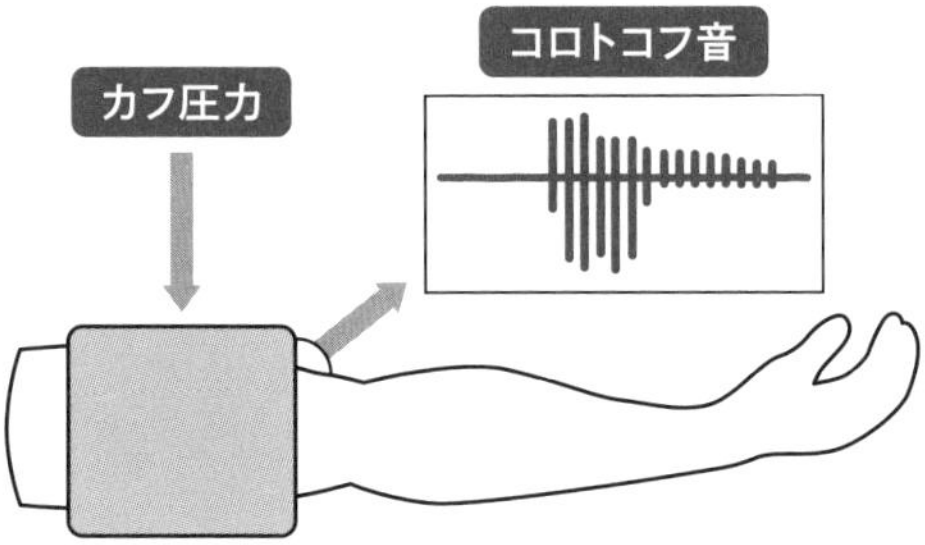

図3.カフ式血圧測定

音）が発生します。自動血圧計では最高血圧と最低血圧の間で発生するカフ内の圧力変動を圧力センサで測定したり、コロトコフ音をマイクロフォンで検出したりすることにより、最高血圧と最低血圧を測定します。昔から使われている水銀柱血圧計では、カフに手動のポンプで空気を送り込み、カフの圧力を水銀柱の高さで測定し（マノメータと呼びます）、コロトコフ音の発生を聴診器で検出していました。血圧の値を今でも水銀柱で表すのはその名残です。最近では、家庭用の自動血圧計として、手首で手軽に測定できるものもありますが、原理は全て同じです。

最近ではカフを使わない「カフレス式の血圧測定」がカフによる拘束感がない血圧測定として注目されています。カフレス式の血圧計では、皮膚から動脈（例えば手首の橈骨動脈）に向けて光を照射し、動脈内の血液から反射する光の強さをセンサで検出します（光電脈波測定）。前に説明したように、動脈の膨らみは最高血圧と最低血圧の間で変化しますので、検出された光の強度の変化（膨らんでいるほうが強い）は血圧の変化を表します。多くのカフレス式の血圧計では、光電脈波の波形を利用して血圧を求めます。先程、動脈を血液で膨らんだゴム風船でたとえましたが、実際は細長いゴム風船で、心臓から送り込まれた血液による膨らみは波として動脈内を伝わります。波の伝わる速さは毎秒10m程度ですが、血管が硬いほど速くなります。また、血管は大きく膨らむほど硬くなる性質を持っています。このように、脈波が血管を伝わる速さ↕血管の硬さ↕血管の膨らみ（血圧）の関係から血圧を求めることができます。カフレス式の血圧計として、脈波形に含まれる反射波を利用するもの（脈波が速いほど反射波が早く到達する）や、心電図の波形と手首の光電脈波形の時間差（脈波が速いほど時間差が短い）を利用するものなどがありますが、いずれも複雑な信号処理が必要なため、安価で手軽に使える機器は実現されていないのが現状です。

近年、光電脈波から求めた脈拍（＝心拍）から全身の血圧や血液の流れを求める手法である「血流動態センシング」が提案されました。以下では、この新しい原理を用いたカフレス血圧測定について詳しく説明します。

血流動態センシングによる血圧推定

血流動態センシングの「血流動態」とは、時々刻々変化する血液の流れの状態の意味で、流れの側面からは「流体力学」を使って調べることができます。最初に述べた血液循環のイメージを用いて、全身の循環系を図４の右側の図のように表すことができます（循環動態系モデルと呼びます）。図の8個の丸印は、それぞれ（1）左心房、（2）左心室、（3）体動脈系、（4）体静脈系、（5）右心房、（6）右心室、（7）肺動脈系、（8）肺静脈系を表す血液で満たされた弾性容器（ゴム風船）を表し、細い流路によりそれらは繋がっています。左心室と右心室（2と

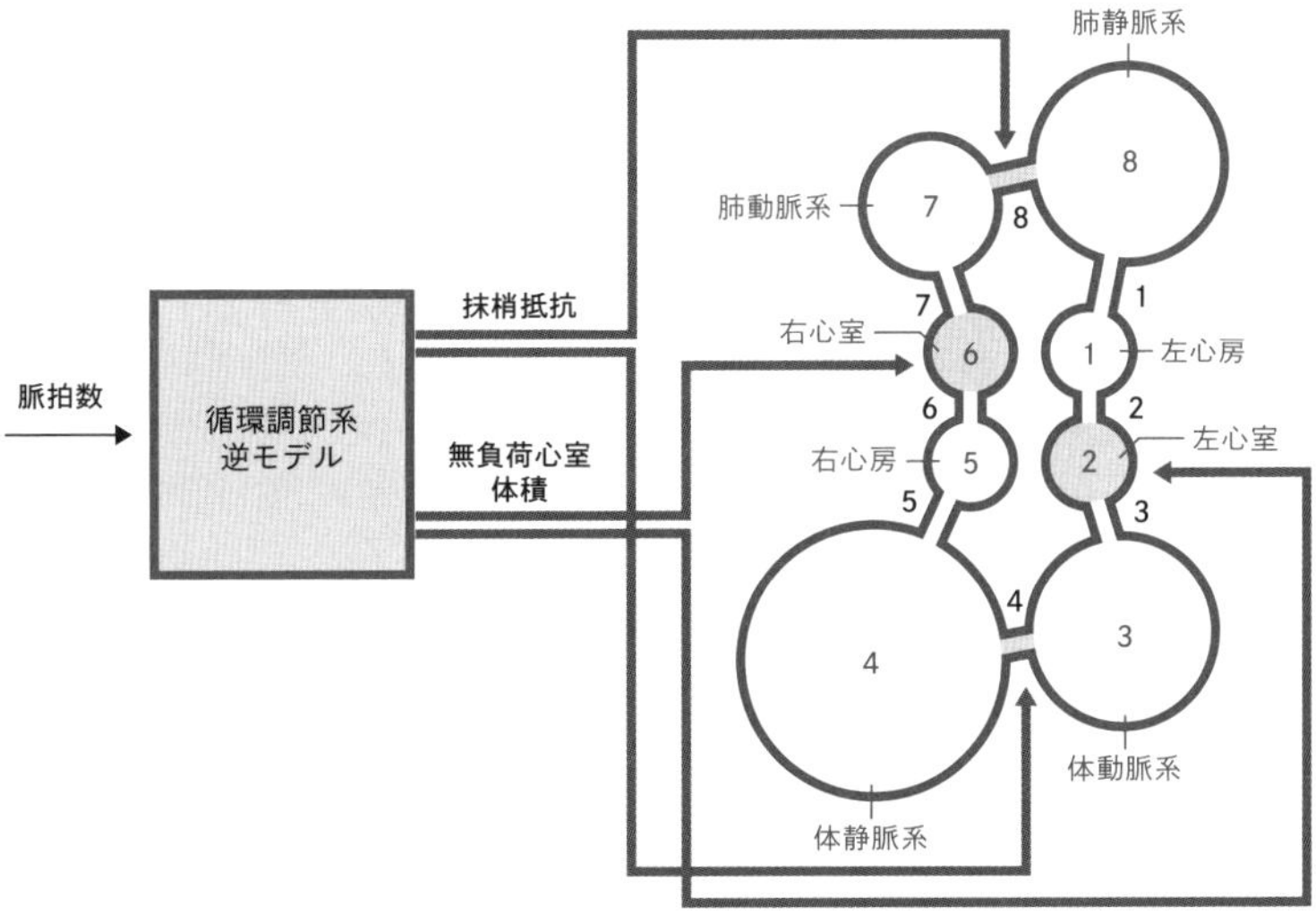

図4．全身の循環系のモデル

6）は収縮と拡張を繰り返し、また両心室の出入り口の弁が逆流を防ぐことにより、時計回りに循環する血液の流れが、実際の生体と同様に再現されます。流体力学の知識を使えば、各部分の膨らみ（血圧に相当）や流れが時々刻々変化する様子を計算によって求めることができます。

　血流動態センシングで、正しい血流動態を得るためには、流れの側面以外に、自律神経やホルモンなどによる調整（循環調節系）の働きを計算に組み入れる必要があります。動脈の血圧に関係する調節の作用として、左心室と右心室の収縮量（心拍出量）と末梢血管の流れにくさ（末梢血管抵抗）があります。運動時など、体が多くの酸素を必要とするときには、心拍出量と心拍が増えて血液の流量が増えますが、その際に血圧がなるべく一定に保たれるように、末梢血管抵抗が小さくなるように調節されます。血流

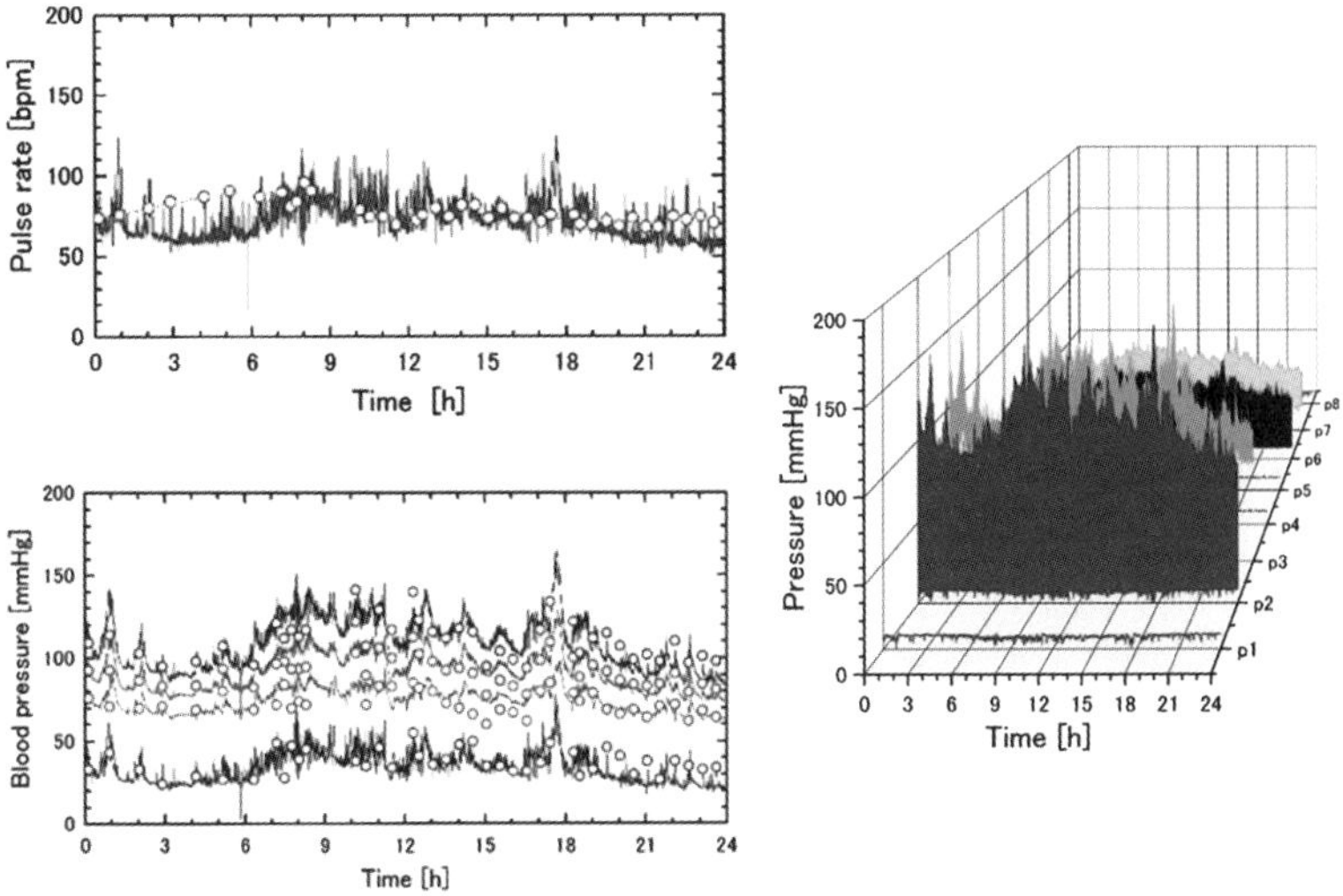

図5.24時間の血圧変化

動態センシングでは、このような循環調節系の働きも数式で表されています。

時々刻々変化する脈拍を光電脈波センサで測定し、その測定データを元に、血流動態と循環調節系の数式をコンピュータでリアルタイムに計算することによって、時々刻々変化する血圧を求めることができます。

血流動態センシングの結果の一例を図5に示します。（＊1）図の左上は、24時間の脈拍の変化を手首型の光電脈波センサで測定した結果です。脈拍は一日の間でかなり変動していることがわかります。左下の図は、血流動態センシングの手法で計算した、最高血圧、平均血圧、最低血圧、脈圧（最高血圧と最低血圧の差）の変化です（大きい順）。また、右側の図は（1）左心房、（2）左心室、（3）体動脈系、（4）体静脈系、（5）右心房、（6）右心室、（7）

肺動脈系、（８）肺静脈系の血圧の変化です。

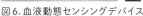

血流動態センシングを市販のスマートウォッチに実装した例を図６に示します。皆さんの血流動態と循環調節系の条件を設定することにより、最高血圧、最低血圧、脈拍の値をリアルタイムで表示できます。また、測定開始からの平均値も分かります。毎日のスマートウォッチの測定データをスマホ上でグラフ化したり、クラウドに転送したりできるソフトウエアも開発されています。将来的には、これらのデータを用いた自動診断などの実現も期待されています。

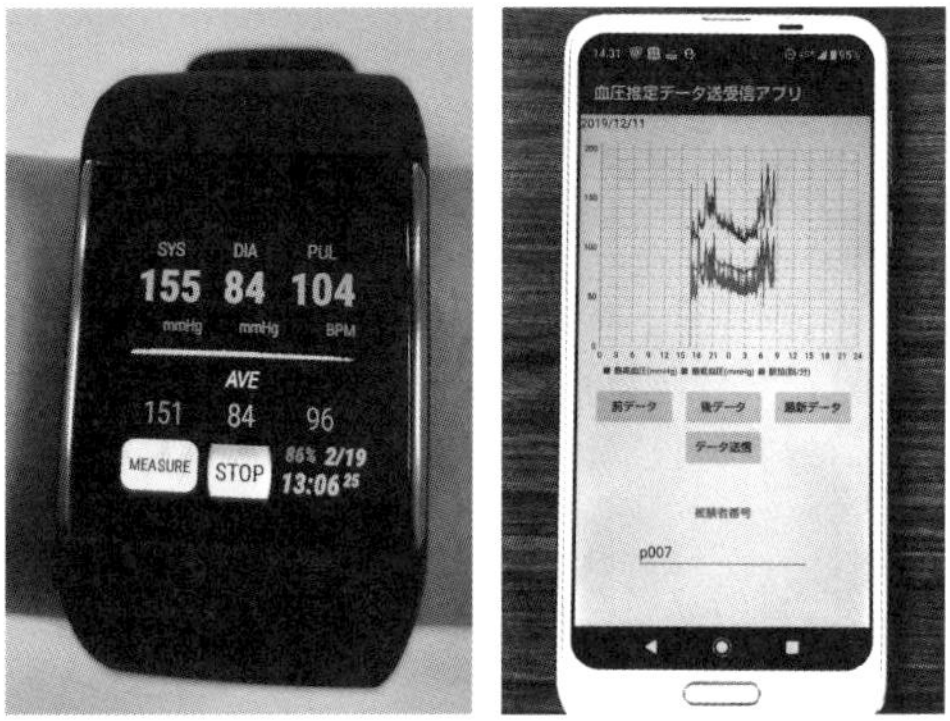

図6. 血液動態センシングデバイス

社会実装について

血流動態センシングの社会実装に向けた取り組みも始まっています。２０２０年９月と２０２１年11月には、青森県弘前市で弘前大学が中心となって長年行われている岩木健康増進プロジェクト（大規模住民合同健診）に参加しました。コロナ下で受診者数は例年の半分程でしたが、それでも５００名以上の市民の皆さんが参加され、朝６時から12時ごろまで、会場で様々

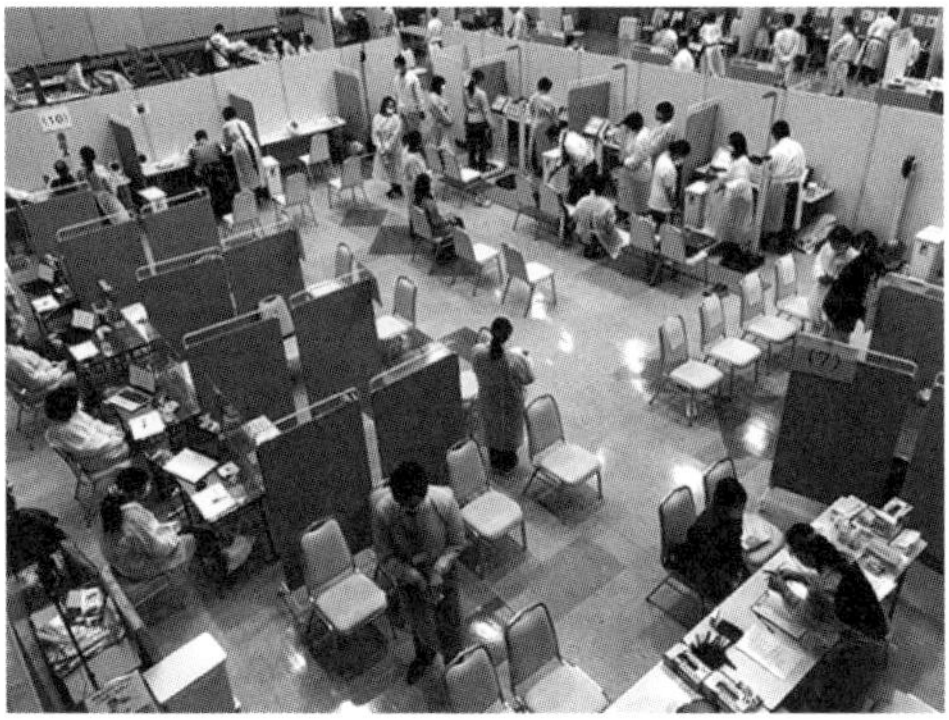

図7.青森県弘前市の岩木健診での血圧測定

な健診を行う間、腕時計型のデバイスで脈拍を測定しました。BluetoothなどのＩＯＴ（モノのインターネット）技術を活用することにより、全員の脈拍データがリアルタイムでクラウドに保存され、解析が行われました。健診での自動血圧計による血圧測定結果との比較による精度検証や、四肢血圧測定結果との比較による動脈硬化の程度を表す血管年齢の推定精度の検証などが行われました。

病院の集中治療室（ＩＣＵ）では重症患者の生体情報が24時間モニタされています。血圧に関しては、血管内にカテーテルを挿入する動脈ライン（Aライン）と呼ばれる測定法が用いられます。血流動態センシングの臨床現場への適用可能性を調べるため、東北大学病院循環器内科との共同研究で、Aラインの脈拍データを使った血流動態センシングにより、Aラインの血圧データを再現できるかについての研究が行われています。

２０２０年12月に開催された日経ヘルステックサミットにおいて、血流動態センシングを用いたカフレス血圧推定とカフ型の血圧計との比較デモが行われ、医療従事者を含め多くの注目が集まりました。

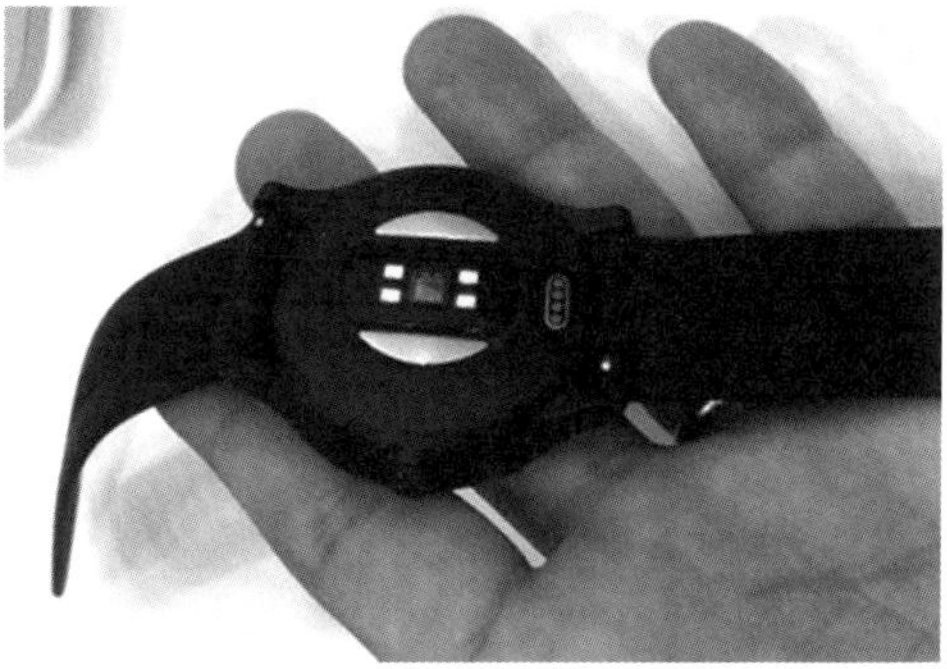

図8.スマートウォッチの心拍センサ

スマートフォンの普及と共に、AppleWatchなどのスマートウォッチも普及が進んでいます。メッセージアプリやスケジュール管理だけでなく、電子マネーなどいまや私たちの生活に欠かせないような便利なアプリが搭載されており、皆さんの中にも既に24時間ずっと身につけている方もおられると思います。最近の製品には、ほぼ標準的に心拍センサが搭載されており、健康管理に活用されています。血流動態センシングのアルゴリズムを組み込んだスマートウォッチアプリの実現により、近い将来には24時間常時血圧をモニタリングし、健康管理に活用する未来が訪れることでしょう。

2040年の社会

将来、全ての人の生涯にわたる血圧のデータが得られるような社会を想像してみましょう。センサ技術の進歩によって、特に意識することなく日常生活の中に溶け込み、様々な生体データが非接触でモニタリングされています。それらのデータはネットワークを介してクラウド上に蓄積されるだけでなく、クラウド上ではＡＩによる自動診断システムも稼働してい

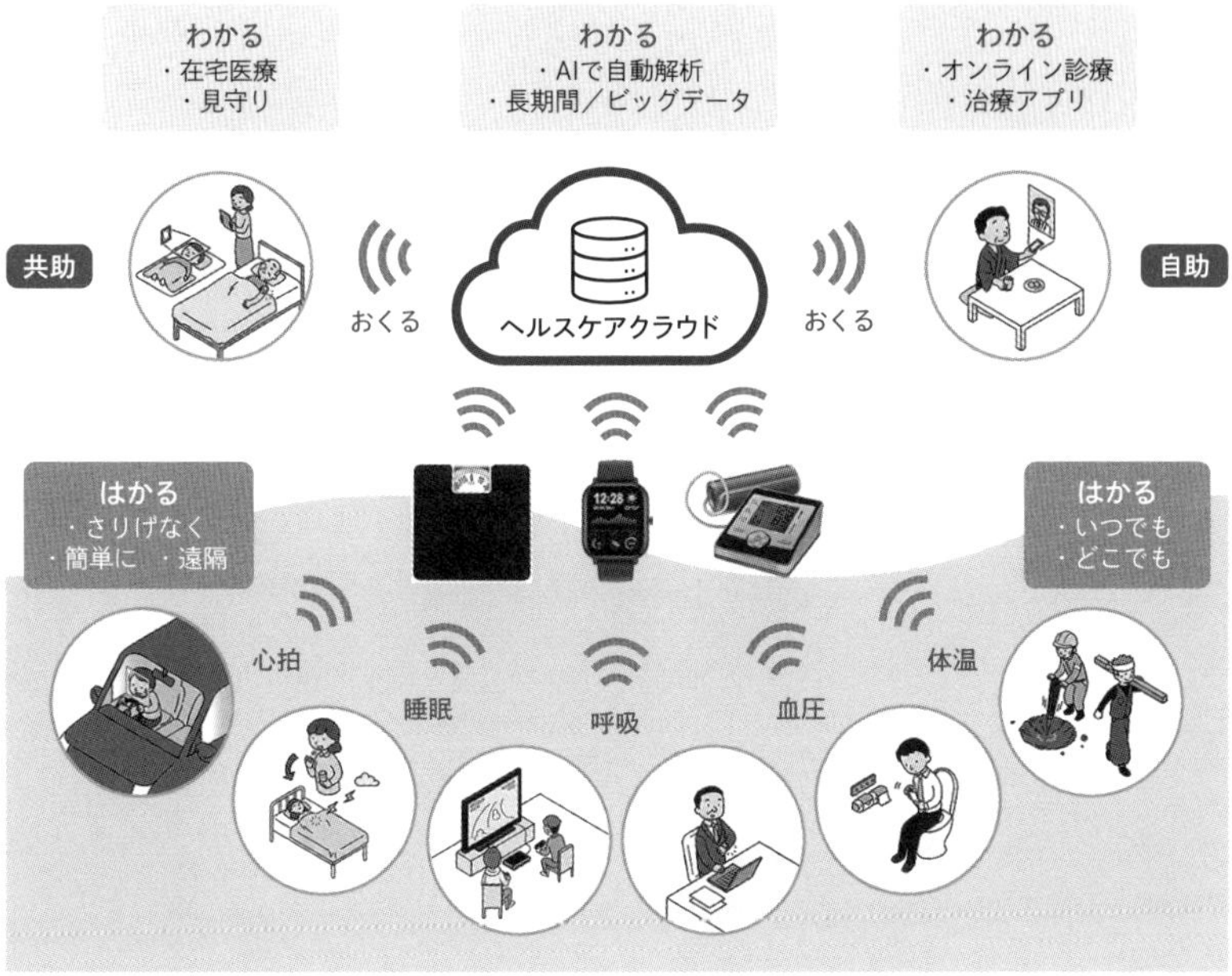

図9.2040年の社会

て、運動時、入浴時などに適切なアドバイスが各自に提供され、健康に生活することができます。また、日常生活の中で自覚症状がはっきりしない、わずかな変化を捉えて、オンライン診療等で気軽に相談できる他、病気の治療中には定期的に服薬を促し、医師がより効果的な降圧剤等の薬の処方をすることができるようになります。離れて暮らす家族の健康状態もリアルタイムに共有できるようになり、異常時にはかかりつけ医に、また救急時には救急医療に自動的に連絡され、安心して生活できます。クラウド上の血圧データは他のデータとともに匿名化されて研究に活用されます。現在知られていないものも含めて様々な疾病と血圧の関連が明らかにされ、私たちはさらに進歩した医療を享受できるようになっていることでしょう。現在よりも、多くの方が自分の血圧、健康状態と自然に向き合うようになり、積極的に健康的な食生活や適度な運動を心がけることで、高血圧患者も大幅に減り、医療費の削減等の多くの社会課題が、これらテクノロジーによって解決に向かっている未来社会の実現を期待したいと思います。

第4章

未来のヘルスケアに向けたテクノロジー

東北大学 産学連携機構 イノベーション戦略推進センター
特任教授（名誉教授） 末永智一

東北大学 医工学研究科 教授 永富良一

TOPIC 4

マンションにおける「日常人間ドック」の設置と検証について

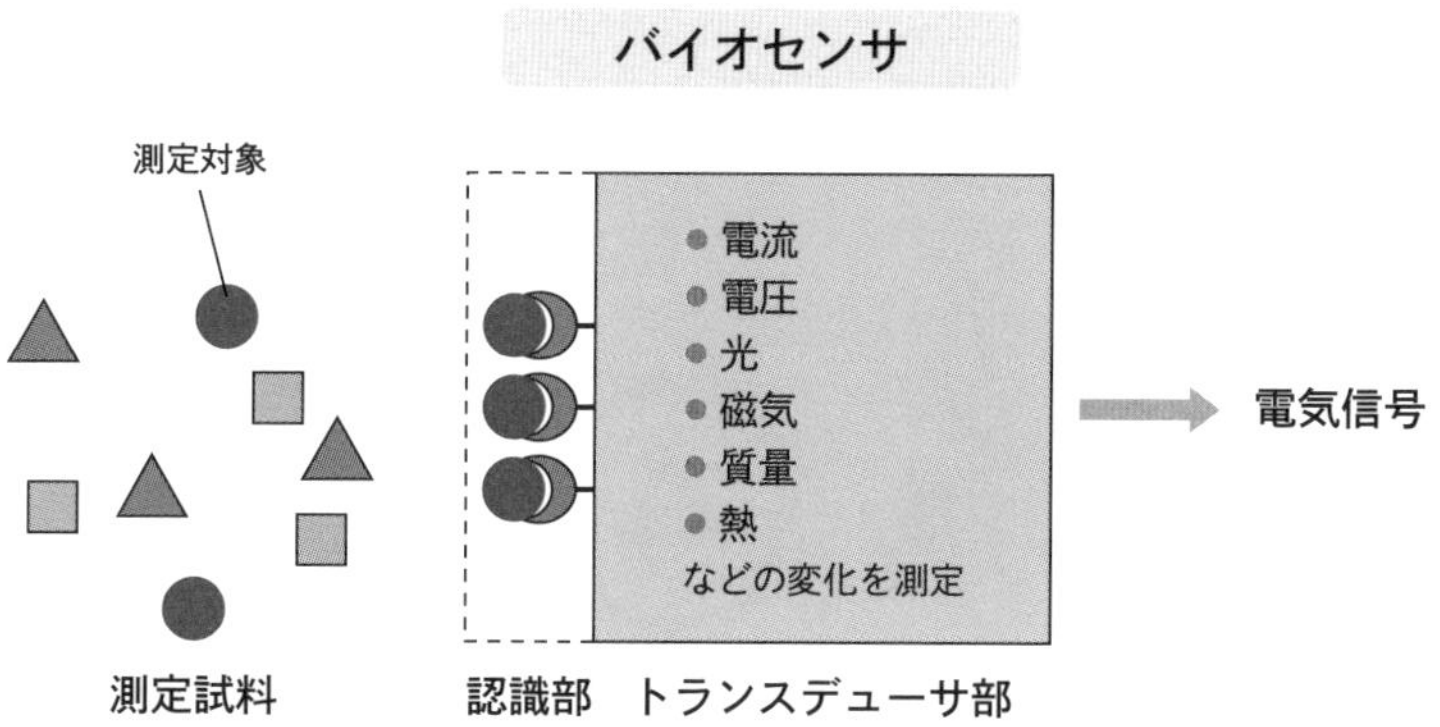

図1. 生体成分を測るバイオセンサ

生体成分を測るセンサテクノロジー
（はかるテクノロジー）

私たちの体内にはおびただしい種類の化学物質が存在しており、健康状態に大きな影響を与えています。従って、今の健康状態を把握し、また、これからの健康状態を予測するためには、体内に存在する化学物質を正確に測ることが必要です。これまで、生体内化学物質を計測するためのセンサテクノロジーは分析科学の学問的進展とともに発達し、例えば医療の現場で血液検査などに繁用されるようになってきました。しかし、圧力や熱などを計測する物理センサに比べ、ウエットな環境でしかも安定性に欠ける場合が多い生体内化学物質を、簡易に迅速しかも正確に計測することは簡単ではありません。体調を崩し病院に行ったときに血液検査を受けますが、通常、血液サンプルは専門の検査会社に送られ、高価な装置で分析されます。そのため、結果が出るまで時間がかかり、検査結果を基に医師の診断を受けるためには、後日改めて医療機関に行かなければなりません。健康がさりげなく見守られる未来では、医療機関でなくとも、例えば自宅でいつでもすぐに生体内の化学物質を計測できるような小型センサが必要となります。

生体成分を検出するセンサは一般にバイオセンサと呼ばれています。バイオセンサの一般的な構成を図1に示します。バイオセンサは測定試料中の検出対象物を選択的に捕捉する認識部と、捕捉したシグナルを最終的には電気信号に変換するトランスデューサ（信号変換）部から構成されます。認識部には、特定物質を認識する機能がある酵素や抗体などの生体物質、合成されたペプチド（アミノ酸が数個から数十個繋がった物質）やアプタマー（合成されたＤＮＡやＲＮＡ）などが用いられます。トランスデューサとしては、電流や電位を計測する電極素子や光を検出する光学素子が広く用いられています。ＣＯＩ東北拠点では、実用化を念頭に、高感度小型センサの開発、いろいろなセンサに広く適用可能な生体にやさしい材料の開発、新しいトランスデューサシステムの開発に重点を置き検討を進めました。以下にいくつかの研究開発の結果と今後の展開について解説します。

体液に含まれる化学物質の濃度はどの程度でしょうか。血液中には多種多様の化学物質が含まれますが、私たちが活動する際のエネルギー源となる血糖（ブドウ糖）の正常値は、空腹時で70－100ｍｇ／ｄＬ（デシリットル）です。分析科学では濃度としてモル濃度（ｍｏｌ／Ｌ）（Ｍ）の単位を使うことが多いので、この表記では5ミリ（m）M程度であり、比較的高濃度です。ナトリウムイオンは血液中の主要イオンですが、その濃度は約140ミリ（m）Mとかなり高濃度です。このような濃度レベルの生体物質を計測することはそれほど難しくありません。しかし、体内には非常に微量でも健康に深く関わっている化学物質もたくさんあります。ホルモンはその代表的な物質ですが、濃度がナノ（10^{-9}）M〜ピコ（10^{-12}）Mでその作用を発揮します。ピコMレベルの濃度と言ってもピンときませんが、25メートルプールに塩一粒くらいの物質を溶かした濃度です。液体はきれいな水ではなく、いろいろな化学物質や赤血球などの微小物が混在している血液などですから、ごく微量のホルモンを検出するのがいかに難しいか分かると思います。ただ、現在の最先端分析技術を用いると、このような低濃度の物質を検出することができます。しかし、検出する際には面倒な前処理が必要で、また高価な高感度分析機器を使う必要があります。そこで、COI東北拠点ではさりげない見守りに適用可能で、簡単に使用できる小型で高感度なセンサの開発を進めました。

　小型センサで高感度を達成するにはトランスデューサを含め、かなりの工夫が必要です。その工夫の1つに認識部に生体内の反応を利用することがあります。生体は多段階の酵素反応を利用したカスケード増幅で、アレルギーなど生体応答を引き起こします。この多段階酵素反応を利用するとシグナル増幅が可能となります。拠点では、環境科学研究科の井上久美准教授（現山梨大学）を中心にこのメカニズムを利用したエンドトキシンの高感度センサの開発を進めました。エンドトキシンは内毒素とも呼ばれ、体内に混入すると炎症性の反応を誘発し、敗血症性のショックにより死亡に至ることもある厄介な物質です。医療の現場や医薬品製造の過程でエンドトキシンの測定と管理が非常に重要になっていますが、従来法では検査技師でも煩雑な操作が必要であり、検査装置も高価でした。そこで酵素によるカスケード増幅と電極反応による増幅の2つの異なる増幅機構を用いた小型センサを開発しました。このような増幅機構を用いることにより、小型センサでも1EU（エンドトキシンユニット）／L（25メートルプールに塩一粒以下の濃度に相当）のエンドトキシンを検出することができました。（＊1）血中エンドトキシン濃度は〝太りやすい体の状態〟、〝食欲の抑えられない状態〟を表す指標となり得ることから、将来的には、エンドトキシン濃度を指標に食事指導も含めたサービスの提供を考えています。（図2）

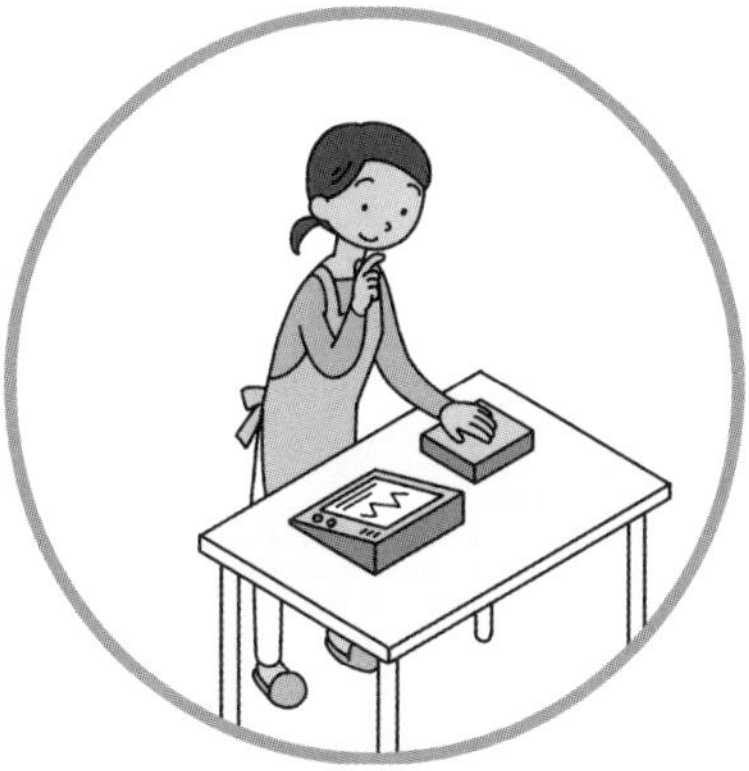
図2.センサで食事バランスのチェック

現在、最も広く普及しているバイオセンサは認識部にグルコースオキシダーゼ（グルコースを酸化する酵素）、トランスデューサ部に電極を用いた血糖値センサです。最近では、腕などに貼り付けて2週間ほど連続測定が可能な機器も市販されています。

ただ、やはり装着感があり、実際の血糖値とのずれや皮膚の弱い方に炎症を起こす等の問題点が指摘されています。酵素などを用いるといろいろなセンサを開発できますが、将来、身体装着型のセンサをさりげないセンシングに用いるためには、信頼性の向上と共に装着感を減らし、また皮膚の弱い方にも長い間安心して使って頂けるようにしなければなりません。そこで、COI東北拠点では、いろいろなセンサに適用可能でかぶれないスマート健康パッチの開発を、工学研究科の西澤松彦教授が中心となり進めました。

身体に装着するセンサには、軽く柔らかく安全な特性が必要とされます。さらに肘などの関節部の皮膚は最大50%伸縮することが知られており、貼り付け型センサにも体の動きに対応できる伸縮性が必要となります。酵素センサは、有機材料のみで構成でき、生体に対して安全性を有しており、また軽く薄く柔らかい特性も有しているため、身体貼り付け型センサとして適しています。その一方で伸縮性に関しては大きな問題を抱えていました。そこで皮膚上での使用を想定し、伸縮性を有する酵素センサを開発しました。まず、ナイロンとポリウレタンの線維からなる伸縮性生地にナノ炭素材料の一種であるカーボンナノチューブを修飾することで導電性を有する材料を開発しました。この材料は繊維の網目構造が伸縮により変化するので可変的に伸縮します。その繊維に導電性を付加することで、伸縮性と導電性を併せ持ち、十分な耐久性もありました。さらにこの電極に酵素を固定した酵素電極を作製したところ、酵素センサとして機能することが分

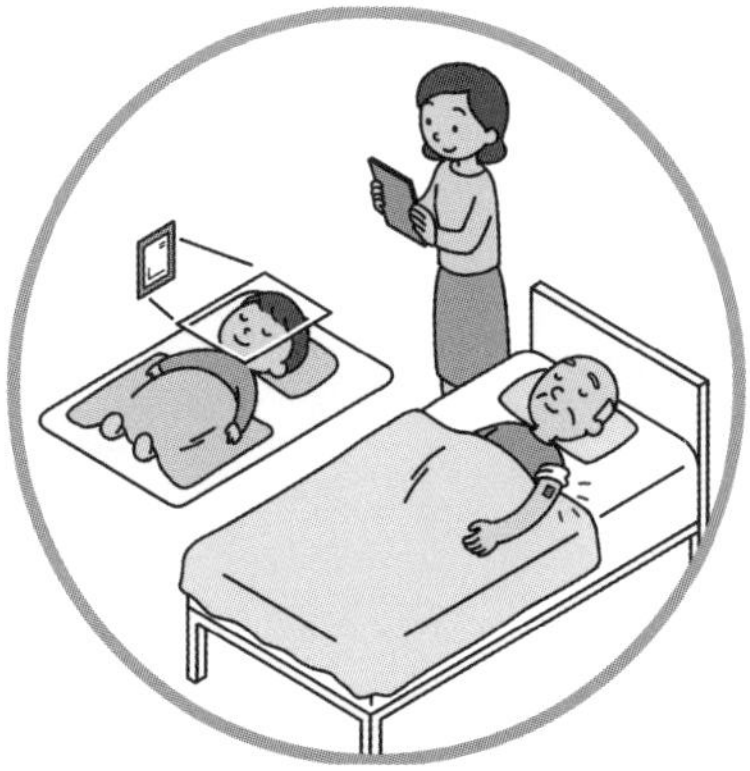

図3.スマート健康パッチで高齢者の健康管理

かりました。また、このパッチ型センサは体液中のブドウ糖などを利用した発電素子としても機能することも示されました。（＊2）将来的には皮膚がかぶれることがなく、数ケ月から数年間皮膚の同じ場所で健康を見守るセンサやその電源としても使える可能性があります。

このスマート健康パッチは、四肢の日常むくみの検出にも使用できました。循環器系疾患（心不全）に由来する異常むくみ（浮腫）は予後管理に必要な重要な指標であり、簡便な定量評価法の開発が求められています。さらに、腎不全患者の透析治療中の水分管理にも使えるセンサが期待されていました。そこで、スマート健康パッチを用いて、直流抵抗を測るためにイオン伝導性で多数の中空微小針構造を有するセンサを開発しました。このパッチ型センサで、表皮層の直流抵抗値を計測することにより、むくみの局所評価が可能となりました。将来的には心不全や腎臓に不調を抱える人々の健康管理に応用できると考えています。（図3）また、このセンサを利用することにより、日本で4000万人以上いると言われている夜間頻尿の人の悩み解消にもつながると期待しています。

電極以外のトランスデューサを利用した小型センサ開発も進めました。将来の大量生産、小型化、低価格化を考えると、製造加工技術が著しく進んでいるシリコン半導体をトランスデューサとして利用しない手はありません。いろいろな半導体素子の中でもウエットセンサに特に適しているのは、FET（電界効果型トランジスタ）です。早稲田大学の大橋啓之教授のグループは、FETをトランスデューサとしたストレスセンサの開発を進めました。ヒトはストレスを感じると体液中のコルチゾールの濃度が増加することが知られています。大橋教授らはFET表面にコルチゾールを捕捉する機能があるアプタマーを固定し、唾液中のコルチゾールを高感度で検出しました。（＊3）また、同時に免疫反応に関わる複数物質の測定が可能になりました。現在、企業と共に製品化を進めています。将来的には、例えば歯ブラシにこのセンサを装着することにより、さりげなくストレス状態を評価することが可能となるかも知れません。（図4）

また、磁性ナノ粒子を利用した磁気測定による口腔内細菌検出センサの開発を、東北学院大学の薮上信教授（現東北大）が進めました。高齢者の口腔内細菌バランスの乱れはQOL（生活の質）の低下に繋がると言われています。そこで、口腔内細菌のバランスを検出するための小型センサを開発しました。（＊4）磁性ナノ粒子に細菌の抗体を固定し、細菌が結合した際

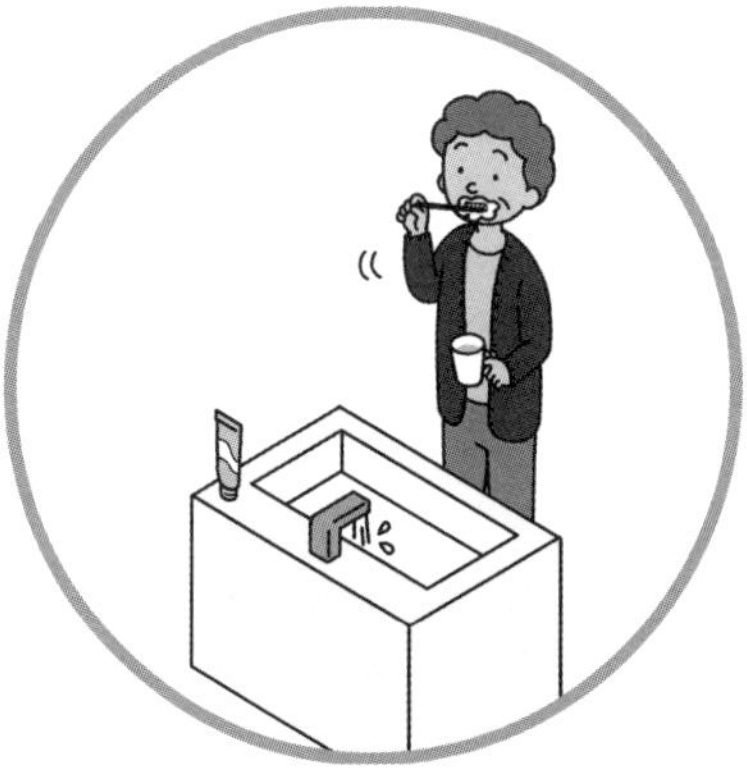
図4. 唾液でストレス計測

の磁気特性変化から6種類の細菌を高感度で検出することに成功しました。将来的には、高齢者施設、在宅介護において要介護高齢者の健康状態、免疫力等の時間的推移の把握にこのセンサを活用し、介護士、家族、看護師等へ知らせるサービスへと展開する予定です。

他にも、食器に組み込めるような食物アレルギーセンサ、汗中の化学物質を測る貼り付け型センサ、トイレに設置できる小型尿センサの開発も進めました。また、体液の採取をしなくとも生体成分を検出できる新しい光学バイオセンサの開発も行いました。

センサを超小型化するテクノロジー（はかるテクノロジー）

さりげないセンシングに適用可能な小型で低価格のセンサを普及させるためには、その周辺技術の革新的進展が必要となります。そこで、小型センサに搭載することを想定し、安全な小型電源や小型通信システムの開発も進めました。以下にいくつか紹介します。

私たちの拠点では、中村力教授、吉田慎哉准教授（現芝浦工大）が中心となり飲み込み型センサの開発を進めました。この開発を進めるにあたり大きな課題となったのはセンサを駆動する電源の確保でした。現在、胃や腸の検査にカプセル内視鏡が使われるようになってきましたが、現状のものは非常に大きく、特に高齢者には飲み込みにくい大きさになっています。これは内蔵された電池が大きいためであり、小型で飲み込みやすくするためには、電池の小型化は避けて通れません。そこで、多元物質科学研究所の本間格教授と共に、胃酸とMEMS（微小電気機械システム）構造を利用した新しい胃酸電池を開発しました。（＊5）負極には亜鉛、電解液として胃酸を用いています。胃酸を電池内に導入するための特殊なMEMS構造を採用し、電極材料が安定に動作するための処理に工夫を凝らして、小型であってもセンサ駆動に必要な発電量を確保できました。（＊6）

また、小型ウェアラブルデバイス用の高出力小型電池の開発も進めました。材料科学高等研究所の藪浩准教授らのグループは、独自に開発した酸素還元触媒（＊7）を用いてシート形亜鉛空気電池を作製しました。スタートアップ企業と共同で、この電池が装着された薄型酸素濃度計を開発し、生体酸素濃度を常時モニタリングできることを示しました。感染症等による呼吸器障害で酸素濃度が低下している患者の発見や健康状態のモニタリングに使用できるデバイスとなりうると期待しています。

将来的には生物を模倣した電源も考えられます。生物は細胞内のミトコンドリアで生命活動に必要なエネルギーを生み出しています。私たちは、酸化反応が進みやすい酸素が約20％含まれる大気中で暮らしています。このような環境でエネルギーが高い物質は食料などの還元力を持った物質です。食料は体内で分解されその還元力はＮＡＤＨ（ニコチンアミド補酵素）に蓄積されます。

ミトコンドリアは一種の燃料電池であり、NADHの酸化と酸素の還元をカップルした際に発生する1・14Vの起電力と電子移動により生体エネルギーを産生しています。体内埋め込み型のセンサや人工臓器の電源として、ミトコンドリアを模して生体物質を利用した自己修復可能なバイオ燃料電池が考えられます。現在の技術レベルでは夢物語に思えますが、研究開発は進める必要があります。

また、小型センサに用いる通信システムの開発も大きなテーマでした。特に、人体などの生体内に取り込まれた体内センサなどと、体外に置かれたデバイスとの間で信頼性の高い無線通信を実現するためには、新しい体内通信システムを開発する必要がありました。生体は水分が多く電波の伝搬損失が大きく、また各臓器による損失率も異なることが知られています。そこで、電気通信研究所の末松憲治教授のグループは飲み込み型センサに適用可能な新しい省電力通信システムを開発しました。（＊8）飲み込み型センサのアンテナの小型化を図るためにミリ波などの高い周波数で動作する専用アンテナを開発し、その効果を実証しました。また、省電力を実現するため、体内で位置が変化するセンサへの電力伝送システムも開発しました。寝る

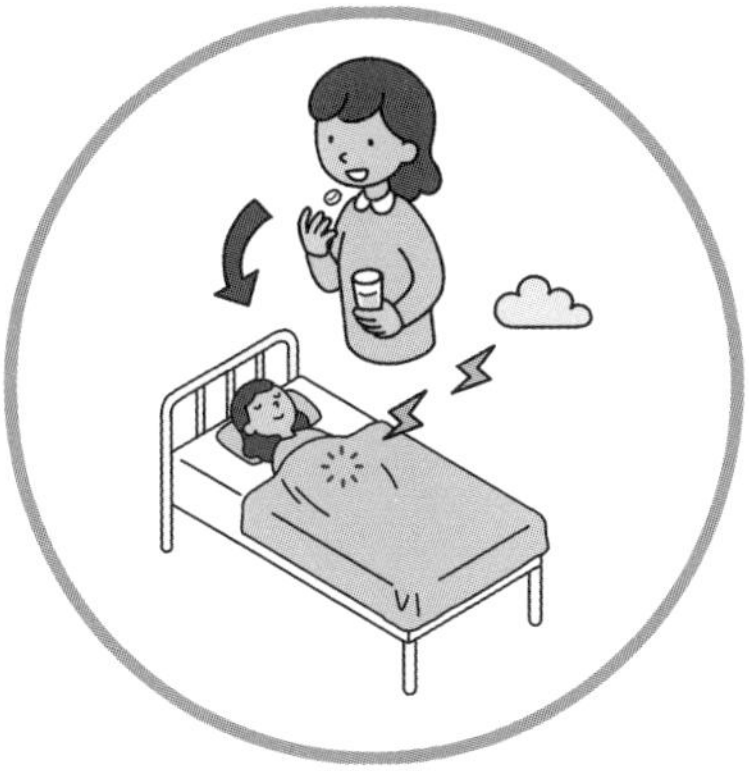

図5.飲み込み型センサで寝ている間に健康診断

前に飲んだ小さな錠剤型のセンサが、寝ている内に消化器官を移動し、ベッドに組み込んだ通信システムを通してそのデータが送られ、解析された自分の健康状態が朝に分かる、といった未来が訪れると思っています。（図5）

体の状態を分かりやすく伝えるテクノロジー（おくるテクノロジー）

さりげなく見守るセンサシステムで集めた情報を解析し、それに基づく健康に関わるアドバイスを活かし、人々が健康で快適に毎日を過ごせるような社会を実現する、というのがＣＯＩ東北拠点の目標でした。そのために、〝はかる〟、〝わかる〟、〝おくる〟に必要な未来志向のテクノロジーを研究開発してきました。これらテクノロジーの中でもキーとなるのは〝おくる〟テクノロジーだと思っています。

正確なセンサ情報の科学的な解析を行い、得られた健康に関わる的確なアドバイスを人々に届けて、活き活きとした生活が送れるように行動変容（毎日の過ごし方を変える）してもらうためにはどのようなテクノロジーが必要でしょうか。世の中には他人の言うことをなかなか信じない頑固な人が多く、社会に溢れる怪しい健康情報を信じている人も結構います。そのような人々に正しいアドバイスを伝えられるのは、家族など本人の周りにいる信頼できる人々でしょう。今、日本は人口が減りつつありますが世帯数は増加しています。これは、高齢者のみの夫婦世帯や一人暮らし世帯が増えていることが原因です。周りに信頼できる人があまりいない世帯に健康アドバイスを〝おくる〟適切な媒体となるのが、ペット型ロボットやＣＧ（コンピュータ・グラフィックス）技術により創造されたＣＧパートナーだと考えています。ＣＯＩ東北拠点ではこのような観点から〝おくる〟テクノロジーの開発も進めました。以下にいくつか紹介します。

教育学研究科の小嶋秀樹教授のグループは〝おくる〟に活用できるコミュニケーションロボットシステムの開発を進めました。（＊9）このシステムは、クラウドから伝送されたユーザーの健康に関する情報を、理解しやすい画像としてユーザーに示し、その内容を言語・非言語的な手段で説明します。そのとき、ユーザーの視線やうなずきなどをリアルタイムにモニタリングし、そこから提示情報に対する理解度・受容度を推定しつつ、説明の方法を調整します。また、いくつかの選択肢を提示して、ユーザーの興味・関心などを視線や非言語動作から推定しつつ、その情報をクラウド上のＡＩにフィードバックするようになっています。このように、ユーザーと対話するペット型ロボットシステムは行動変容をうながす重要な媒体となると考えていま

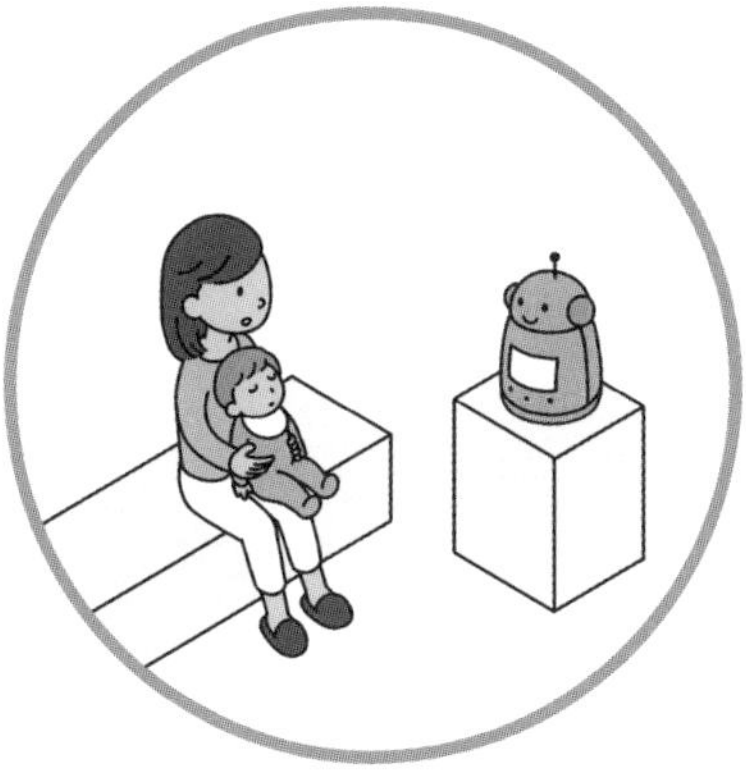

図6. ペット型ロボットが健康アドバイス

す。（図6）また、機能の一部を利用すると、病院・学校・役所などにおける患者・生徒・利用者への説明や、より一般には広告的な応用などへも活用できる可能性があります。

工学研究科の能勢隆准教授らのグループは、CG技術を応用し〝健診アイドル〟の開発を進めました。（第2章でご紹介した実在する人間による「健診アイドル」とは異なります。）音声の基本周波数を深層学習などで解析し、比較的少量の音声を用いて一般話者の自然な音声を合成する手法を開発しました。これにより、まるで実際に人間と喋っているかのような発話動画像を生成する技術を確立しました。（＊10）この技術を用いて、2D・3D対話型キャラクターエージェント（健診アイドル）を作り出しました。また、自動会話プログラム（音声対話チャットボット）を利用したAIクローンドクターも開発しました。利用者は健診アイドルやAIクローンドクターと対話することにより、様々な医療情報を得たり、コミュニケーションの相手として活用したりすることができます。相手はバーチャルな存在ですが、コミュニケーションを重ねることにより信頼関係が深まり、確かな行動変容を促す存在になると考えています。

この他にもデジタルツインやメタバースと呼ばれる仮想空間を〝おくる〟テクノロジーとして積極的に利用することにより、現時点では想像もできない新たなサービスが将来出現するでしょう。

病気のリスクがわかるテクノロジー

以前は病院でしか「はかる」ことができなかったさまざまな体や行動の情報が手軽に利用できるようになってきました。たとえば脈拍はスポーツウォッチ（スポーツ時に役立つ機能が搭載された腕時計）などで自動的にはかれるようになっています。心臓の電気的な活動をはかる心電図も一部のスマートウォッチやスマートフォンではかることができるようになってきました。脈拍が自動的にはかれるようになったのは、照明にも使われている発光ダイオード（LED）と、光を受けて電流に変える受光ダイオードの性能がよくなり、価格も安くなったからです。スマートウォッチの裏側の皮膚にあたる部分に緑色に光る点が見えることがあります。これがLEDで、そのすぐそばには反射される光をとらえるセンサである受光ダイオードがあります。緑色の光は血管を流れる赤血球に吸収されます。皮膚にこの緑色の光をあてると、皮膚の下にある血管の中の血液の流れが拍動毎に増減しますので、血液量が多いときは吸収されてしまうことで反射して返ってくる光が少なくなります。その一方で、血液量が少ないときは反射される光の量が多くなります。このようにして脈拍をはかることができます。最近では、皮膚の色調の変化を画像から判定できる技術も進んできておりLEDがなくても脈拍をはかることができるようになってきています。COI東北拠点の成果の1つである「魔法の鏡」もそのような技術を使っています。

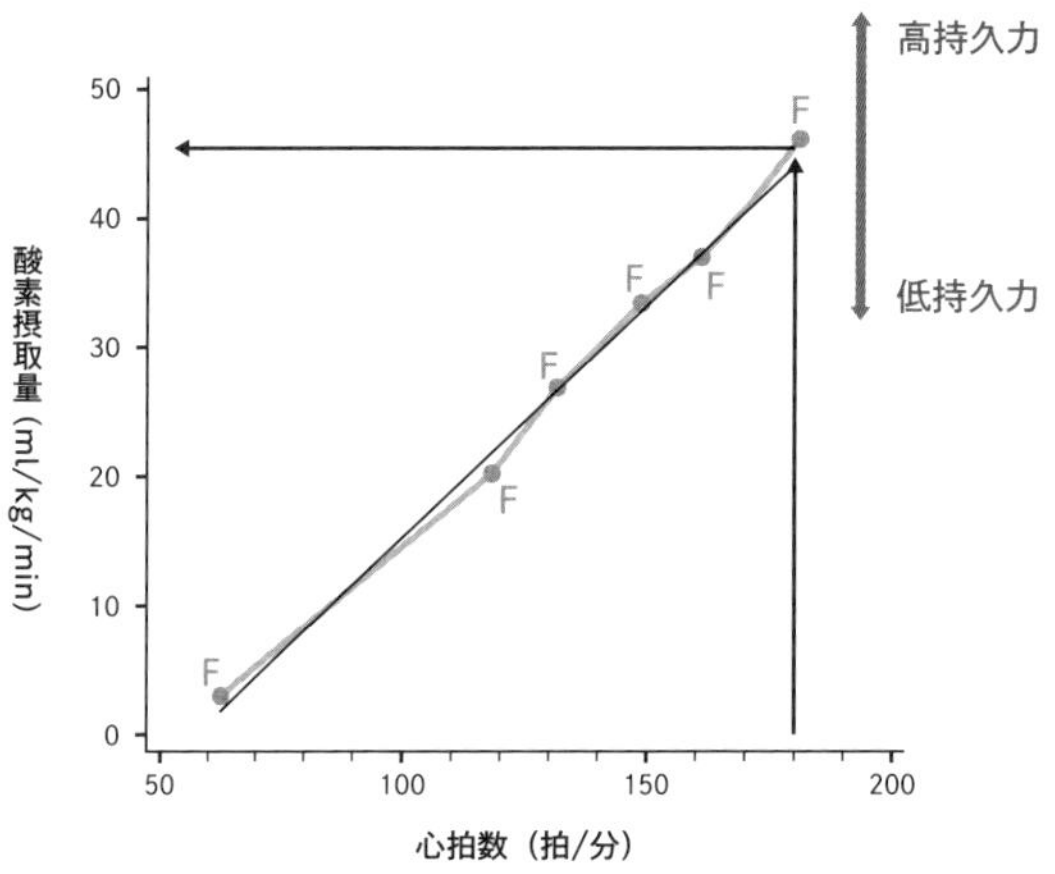

図7

ではなぜ脈拍をはかるのか、脈拍をはかると何がわかるのでしょう。病院にいくと医師や看護師が脈や血圧を調べるのはなぜなのでしょうか？　基本的には生命が脅かされる状態にないかどうかを知るためです。病気で入院している人の脈拍数が極端に少なかったり、多かったりした場合にはなんらかの対処が必要になる可能性があります。またなんらかの症状があって病院を受診した人についても脈拍や血圧をはかることが症状の原因を探るのに役立つかもしれないからです。それでは、最初に紹介したスポーツウォッチやスマートウォッチで脈拍をはかるのはなぜでしょうか？　症状がない人や「健康」な人については脈拍をはかって生命の危険を察知する可能性はほとんどありません。スポーツウォッチという名称にヒントがあります。皆さんの脈拍は心臓の活動を反映しますが、運動をすると脈拍数が増えます。これは運動をするときに活動する筋肉に血液を供給して活動に必要な酸素などを届けるためです。だからスポーツをする人が走る速度を上げていけばより脈拍数が増加するようになります。トレーニングは自分の運動能力を向上させるために行います。ぎりぎりのところで繰り返し練習することで、筋肉や心肺機能が鍛えられます。いわゆる「追い込む」ことが必要であり、脈拍をみることによってきちんと追い込めているかどうかを知るのに役立つことがあります。もちろんトレーニングに慣れていれば追い込めているかどうかは体が感じる「きつさ」で知ることができますが、脈拍がわかればより客観的に知ることができます。

症状がない健康な人でも脈拍や血圧をはかる場面がもう1つあります。いわゆる健康診断です。健康診断の目的は病気の早期発見か、主として生活習慣の偏りのため病気になる可能性が高い状態（リスクが高いといいます）をみつけて、早く病院に行ってそれ以上悪化しないように治療をしたり、病気になる可能性が高い生活習慣の偏りを正す機会を提供したりすることです。ただし全ての病気が対象になるわけではありません。命に関わったり重い後遺症が残ったりするような病気が対象になります。例えば、いろいろな臓器のがんは早期発見により回復する可能性が高くなります。また、血管が詰まったり細くなったりすることによって起こる心臓疾患や脳卒中については、食べ過ぎ・運動不足などの生活習慣の偏りによる肥満や喫煙習慣があると、そうでない人に比べて倍以上起こりやすくなります。そして、血圧と脈拍をはかるだけでは生活習慣の偏りによる病気になりやすい状態を指摘することはできません。そこで私たちのプロジェクトでは、新しい技術を使ってわざわざ健診にいかなくても日常生活の中で簡単な方法で生活習慣の偏りやがんになりやすい状態を指摘して病気を予防できるようになることを目指しています。まだ発展途上ですが、高校生の皆さんが社会に出て働き盛りになるときには実現してほしいと思っています。皆さんも20年、30年後にがんや心臓病にはなりたいとは思わないはずです。でも皆さんには大人がやるような健診の機会はありません。10代で大人が行うような健診を行ってもまだどんな状態がリスクが高いのかほとんどわからないからです。ある年齢になってから健診を行うのはそんな理由からです。

それでは、運動不足や食べ過ぎによる肥満があると病気のリスクが高くなることがどのようにしてわかったのでしょうか？　それは、日本も含む世界の多くの地域で数千人、数万人の住民の健診や生活習慣調査を行い、その人たち一人一人を何年も追跡していって病気の発生を記録し、どんな状態あるいはどんな生活習慣の人が病気を発症しやすいかを調査研究したからです。これを「コホート（集団のような意味）研究」といいます。病気になりやすいかどうかを調べるには、健康な人が病気になるまでを追跡していって、どのような生活習慣が病気の発生確率を高めるかを調べる必要があります。北欧のフィンランドではおよそ80年前から国民一人一人の健診や病院にかかった記録が保存されています。どのような人が病気にかかりやすいかについての国を挙げての長年のデータベース分析に基づいて、国民に対して生活習慣の教育を実施しています。日本でもCOI東北拠点に参加している東北大学東北メディカル・メガバンク機構は、遺伝子の状態も調べて病気の発生に関連するものを見つけていくためのコホート研究を推進しています。

東北メディカル・メガバンク機構は、日本人のゲノム情報（遺伝情報）を高精度かつ低コストで解析可能とするツールとして「ジャポニカアレイ®」（＊11）を開発しました。これは日本人に特徴的な塩基配列（DNA分子にあるアデニン（A）、チミン（T）、グアニン（G）、シトシン（C）という4種類の化合物のならび）を解析可能な約66万のマーカーを搭載しています。

そのバージョン1と2は株式会社東芝により、解析サービスを行うパッケージとして事業化され、社会実装につながりました。これにより簡単に皆さんの体質に関する情報が調べられるようになったのです。その後も、「網羅性」と「低コスト」の両方を実現する「ジャポニカアレイ® NEO」（図8）をサーモフィッシャーサイエンティフィック ジャパングループをパートナーとして発表するなど、日本の医療と健康の発展に大きく貢献しています。

現在、これらの新しいツールを使ってどのような体質やちょっとした遺伝子の違いが健康や病気のリスクと関連があるのかについて多くの研究が進められています。高校生の皆さんが大人になるころに日本や世界の医療や健康に大きく役立っていることを期待しています。

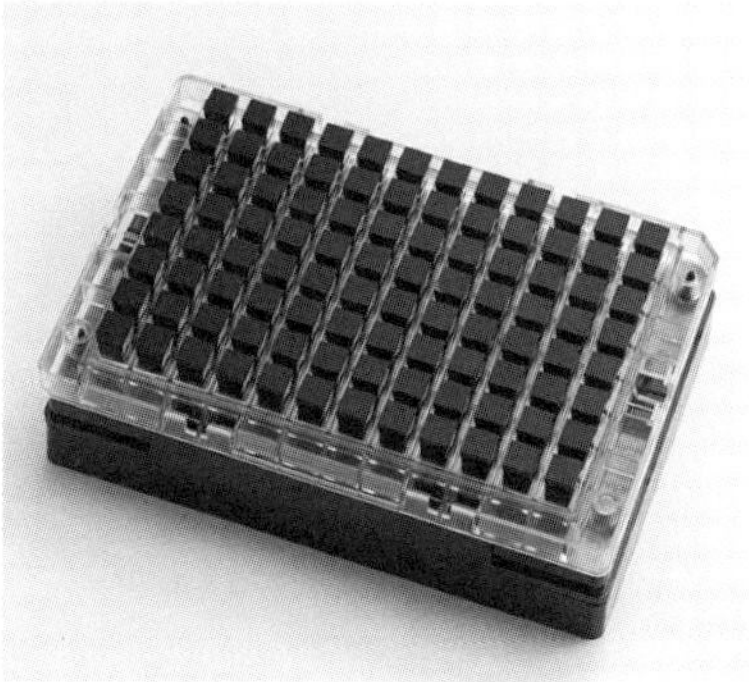
図8.ジャポニカアレイ® NEO

国民（住民）データベースの必要性について

ここまでのお話で、一口に病気の予防といってもそんなに簡単ではないことがわかっていただけたと思います。何をはかるかも重要ですが、いつ、どこで、誰の状態をはかると将来が予測できるのかを考えますと、例えば高校生の皆さんに大人と同じ健診を行ってもがんや心臓病の発生を予測することは困難です。皆さん自身も自分の20年後の健康状態のために面倒くさい健診を受けようとは思わないはずです。ただし今から大人になるまでデータを蓄積していけばもっと的確にわかるようになるかもしれません。皆さんが毎年行ってきたスポーツテストや運動能力テストは全国的に行われている世界でも稀な青少年のテストです。もちろん目的は病気の発見や予防ではありません。皆さんの運動能力が適格に発達しているかを把握するためのものです。しかし、とても残念なことに一人一人を追跡できるデータベースにはなっていません。そのため運動能力の発達要因の解析ができないのです。これから社会を担っていく皆さんには、是非、スポーツテストや健診なども含めた自分のデータを、多くの人が登録するデータベースに登録する、言葉を換えればデータの先行投資をすることによって、自分自身の健康管理を適切にできるようにしていってほしいと思っています。そうすることで、個人個人が知りたい（予測したい）ことが高い確率でわかるようになることが期待できます。いま私たちが四苦八苦して開発している体や行動の計測技術もそのようなデータベースによってその価値を発揮させることができるようになります。

腰痛を予報できるテクノロジー（時系列生体信号解析）（*12）

高校生の皆さんはがんや心臓病については、まだまだ自分事としては考えられないと思います。大学を出て就職したての人も同様です。体重が気になるのも病気の心配をしてというよりも、格好のよい服は着られるかどうか、スタイルがいいかどうかの方が優先されるかと思います。そこで私たちはもしかしたら若い人でも気になるであろう症状を予報することを試みました。それが腰痛です。腰痛は、脊椎（いわゆる背骨）の構造上の異常、例えば椎間板ヘルニアや腰椎分離症・すべり症でも起こります。これは医療機関の受診が必要です。でも構造上の異常がない場合、腰痛で病院を受診しても「湿布を処方されて様子を見ましょう」といわれるだけのことが少なくありません。多くの場合それでもしばらくするうちに腰痛が治ってしまいます。しかし国民生活基礎調査をみても、腰痛で悩む人は年齢が高くなるほど増加し、中年では男女とも3人に1人になります。構造上の異常などで病院において腰痛が解決する人はそのほんの一部と言われています。コホート研究の結果から座りっぱなしや運動不足も腰痛のリスクを高めることがわかってきたことで、仕事中に1時間以上座っているとアラームがなるようなアプリも開発されています。また、

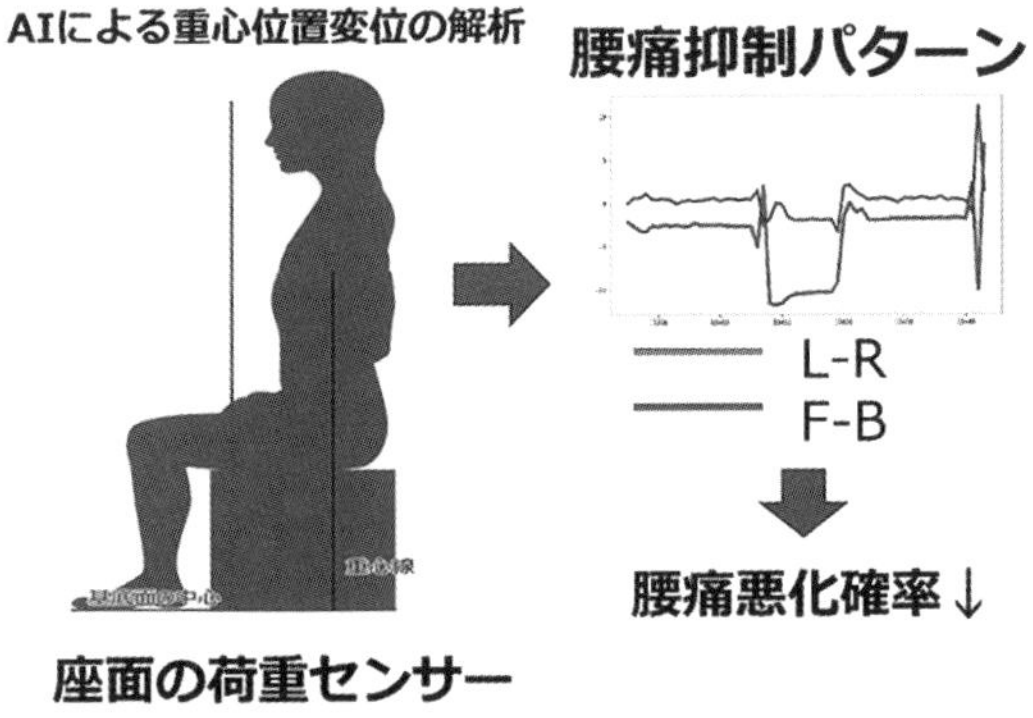

一斉にリフレッシュタイムを設けてストレッチや体操を行う職場も多数あります。私たちの研究パートナーのスポーツジムを運営している会社は、いろいろな職場にストレッチングメニューを提供していますが、一部のお客さんから「仕事に集中しているときに中断されるのはありがたくない」と言われているとのことです。できれば一人一人、天気予報のような「腰痛予報」ができると、腰痛の確率が高い人だけにストレッチをしてもらえば済むとのことでした。腰痛の予防には良い姿勢で座っていることは重要です。実際よい姿勢を保ちやすくする仕事用の椅子が広く利用されています。しかしいくらよい姿勢をつくる椅子であっても長時間腰掛けているとやはり腰痛は起こってしまいます。そこで腰痛が座っている状態で起こるのであれば、座っている状態を計測してどのような座り方が腰痛を招くのかを調べることにしました。具体的には椅子の座面の下に4つの荷重センサを装着しました。座っているときは、じっとしているわけではなく勉強していても前後左右にわずかに動いています。この微妙なほぼ無意識の動きの計測を行いました。

あるオフィスの30名の人たちにお願いをして3ケ月間、仕事中この椅子を使ってもらいデータをとりました。これは小規模短期間で

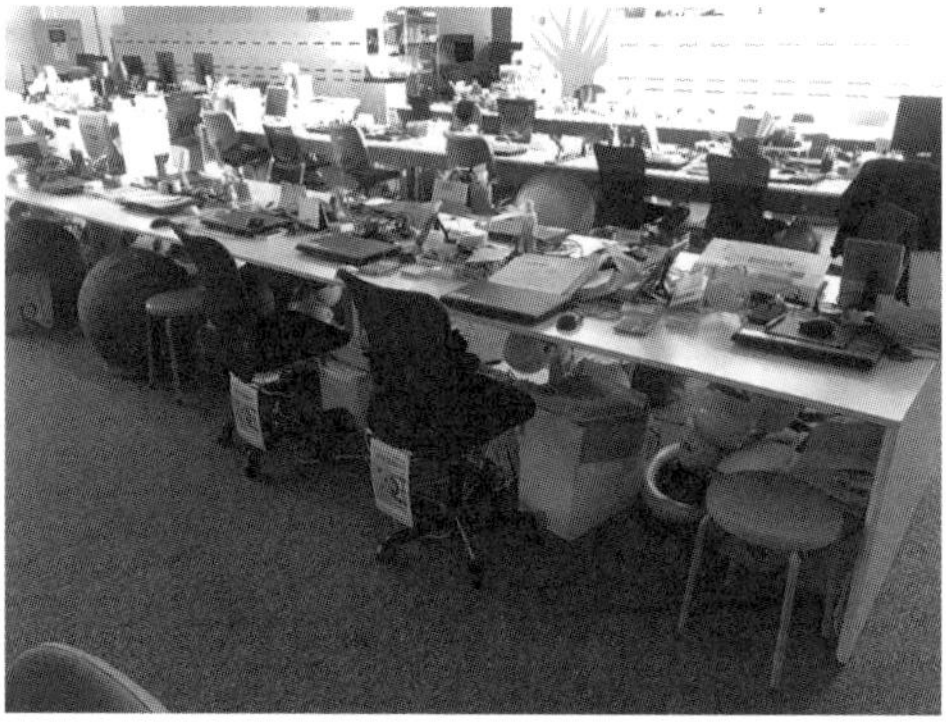

すが、追跡していますのでコホート研究といえます。データは自動的に無線通信で計測しますが、腰痛だけは、1日4回、タブレット端末に他の起こりうる症状である、眠気、肩こり、頭痛などとともにその時の状態を0から一番辛い10までの数値で評価してもらいました。

その結果、膨大なデータを得ることができました。仕事中の座っている状態の荷重変化は人によって全くちがいますし、日によってもちがいます。そこでまずこのデータからＡＩを利用して30人に共通な動きのパターンを探しました。いくつかの波形パターンが抽出されましたが、残念ながら腰痛の変化と関連するパターンはみつかりません。そこで次に、それぞれのパターン（たとえばＡ、Ｂ、Ｃ、Ｄ）がいろいろな組み合わせで出現することを時系列の数学モデルを使ってみつけました。その結果、少し腰を動かしているＡという状態とあまり動いていないＢという状態が交互に出現しているのが3分以上続いている人は、その日はほとんど腰痛が悪化しないこと、逆にこのパターンがみられない日は腰痛が悪化しやすいことがわかりました。

このようにして仕事をはじめて30分ほど座っているだけで、ＡＩでその日に腰痛が悪化するかどうかの確率を一人一人にお知らせす

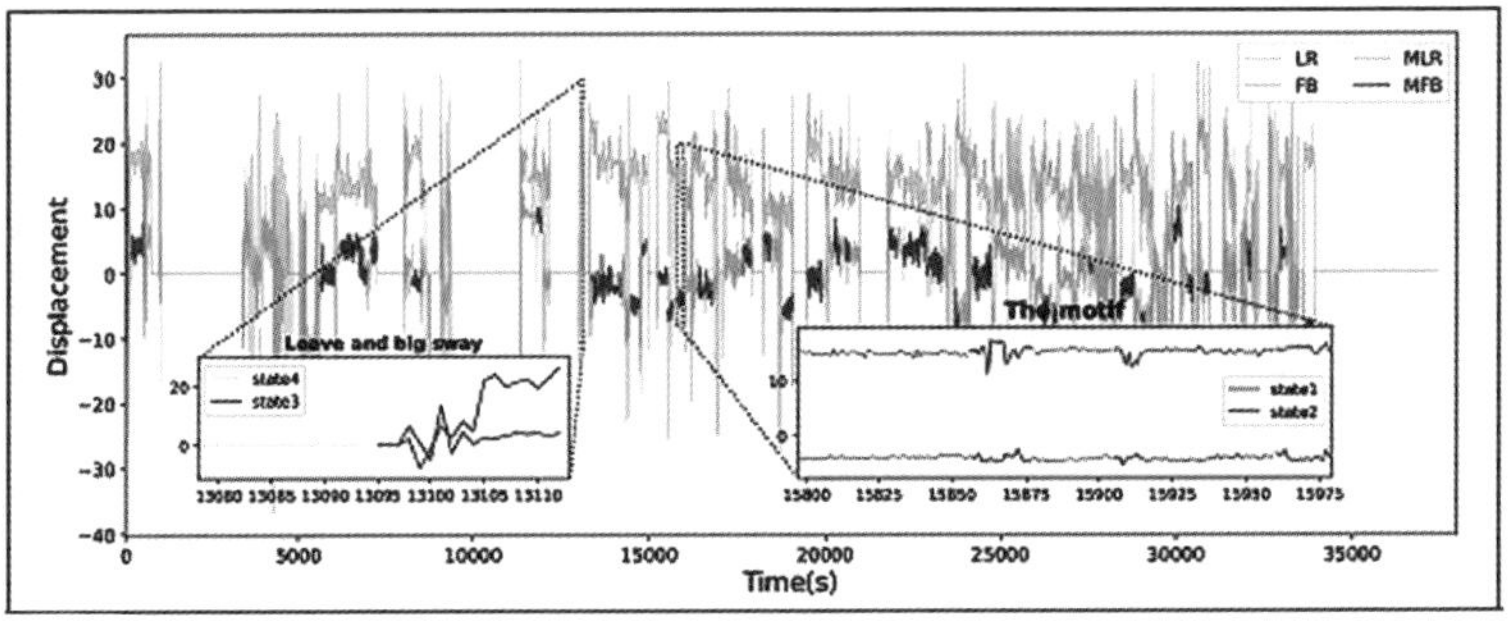

る、いわゆる予報ができるようになりました。ＡＩとコンピュータとセンサのよい組み合わせと、協力していただいた30名の方々の3ケ月間の努力のおかげです。なぜこのパターンが腰痛抑制につながっているかについてですが、おそらく私たちの体は寝ている間に無意識に寝返りをうっているように、座っている間も、背骨の関節がかたまらないように無意識にそれを動かしているものと考えられます。手に少し重めのバッグを持ってしばらくそのままじっとしていると、肩・ひじ・手首の関節が苦しくなりますが、ちょっと動かしておくことでこれを防ぐことができます。おそらくこれと同じような仕組みがあるのだろうと考えています。この原理を利用すれば腰痛だけではなく、さまざまな関節の日々の痛みについてもある程度予報ができると思っています。

素晴らしい成果であったと締めくくりたいのですが、ここで新たな問題が生じました。わざわざ荷重センサを取り付けた椅子を作ってみたいという椅子メーカーが今のところいないのです。元々このような「個別の予報ができるシステムがあったらいいね」といっていただいた企業はテレワークになってしまったことで、「一人一人が自由にストレッチできるから、なくてもよい」とか、「腰痛予報システムが安ければよいけど、コストを考えたらオフィスで一斉にリフレッシュタイムを取るだけで十分」といった意見が多く出てきて、なかなか実用化にいたっていません。新たに椅子を作らなくてもよいように、大抵のオフィス椅子に装着できる装着型のセンサも作ってみましたが、いつ、どこで、誰が、どのように利用するか、また予報に対してどのように対処するかまで一連の「サービス」としてのシナリオがないと実用化に至らないことがわかりました。結局のところ、腰痛を予報するだけではなく、確実に起こらないように予防できるようにしないとなかなか使ってはもらえないようです。現在、開発した技術をどのように生かすか日々知恵を巡らし、いろいろな人と話をしながらシナリオ作りをしているところです。

さてここまで私たちが取り組んできた技術についてご紹介しました。脈拍や血圧を日常生活でさりげなくはかるシステムも、腰痛予報システムも、いつどこで誰の何のためにはかって、どのようにおくって、それがどのように役に立つかをきちんと整理することで世の中の価値につながっていくことがわかりました。高校生の皆さんにも是非、一緒に考えてほしいと思っています。

TOPIC 4

マンションにおける「日常人間ドック」の設置と検証について

株式会社穴吹ハウジングサービス　和田典久

2040年の未来には、ただ暮らしているだけで健康になる自宅、ホテル、民泊などが普通になっていることでしょう。私たちはそのような暮らしが当たり前になることを目指して、COI東北拠点の作り上げてきた日常人間ドックを、実際にマンションの一室に導入し、幹部社員の人たちに暮らしてもらいました。するとどうでしょう？　みんなみるみる健康になっていくではありませんか！　私たちはこのプロジェクトを「スグヘンゲ」と名付けました。実際にこれを体験した社員の奮闘記をご覧ください。

あなぶき社員が実体験する生活習慣改善プログラム～スグヘンゲ奮闘記～（＊1）

はじめに

2021年3月1日、上司から「体験型の生活習慣改善サービスの実証実験に参加しない

か?」と声をかけられたのが始まりでした。

生活習慣改善?? それって最近私がメタボだから? なぜ私に声がかかったのか気になりつつも、面白そうなので「やります!」と答えました。

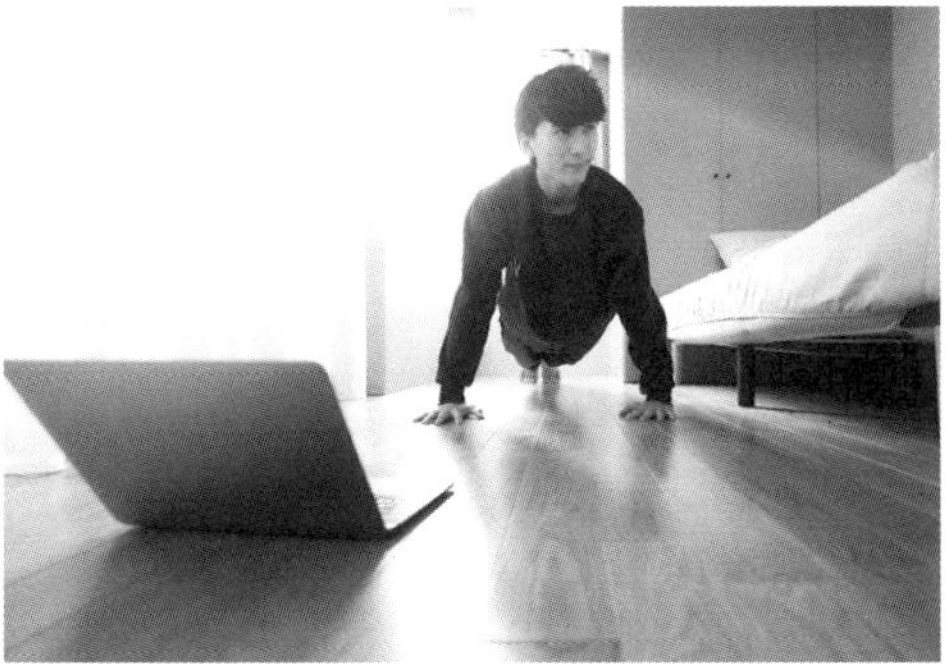

私が体験する実証実験は、**あなぶきグループが新規事業化**を目指して数年前から取り組んできた**「スグヘンゲ」**というプロジェクトの社員モニター。

ちなみに名前の由来は、**〝過ぐ(生活)〟を〝変化(変える)〟**という古語から名付けたそうです。

「スグヘンゲ」は、企業が**〝従業員の健康維持〟**のために戦略的に投資する**「健康投資」**を促すビジネスプログラム。説明によると、企業にとって優秀な従業員が病気などを理由に休職・退職すると、その損失は億単位になることもあるのだとか。大変な損失ですよね。

具体的には、準備されたマンションに4週間滞在し、日中は普通に仕事をしながら個別のプログラムに沿って食事や運動の指導を受け、それを実践することで**生活習慣の改善**を目指します。

（他にもプログラム内容がありますが、段々とご紹介しますのでお楽しみに！）

今回のブログは、分譲営業推進グループの和田が、実際に体験した「スグヘンゲ」実証実験のプログラム紹介、身体や意識の変化、体験してみて解ったことなどを、嘘偽りなく、ありのままに記録した奮闘記です。どうぞよろしくお願いします。

入寮前（オリエンテーション）

〈簡易検診と問診〉

本社で実証実験の概要説明を受けた数日後、提携しているクリニック（高松紺屋町クリニック）に行って簡易検診を行いました。具体的にいうと血液検査・尿検査と、身長・体重・腹囲の測定です。

むむっ?!　昨年夏に受診した定期健康診断の時より5キロも体重が増えています（汗）。

10年前は体重71キロ、BMI値22のベスト体重だったのになあ（涙）。

その後、翌週から4週間のプログラムを一緒に支えて下さるコーディネーター（保健師）のTさんとの面談（問診）がありました。タブレットで普段の生活状況やストレスチェックの設問に回答して提出します。

体重測定や昨年の検診結果との比較から、私は1日当たり**約800キロカロリーも余分なエネルギー**を摂取しているという結果に……。

最初のうちは面白がっていた私ですが、思っていた以上に体重は増えているし、先が思いやられるなあと段々不安に……。しかし笑顔の素敵なTさんが優しくサポートしてくれるので救われました。

〈個別プログラムの作成〉

この面談の際に、4週間後のゴールを設定します。私は折角の機会だから5キロは痩せたいです！と宣言しましたが、Tさんは「1キロくらいにしましょう」と仰います。

ええ？　1キロって正直言って誤差の範囲内じゃないですか？と疑問を伝えると、「1ケ月に1キロって少ないように思えますが、1年継続すれば12キロなんですよ」と。

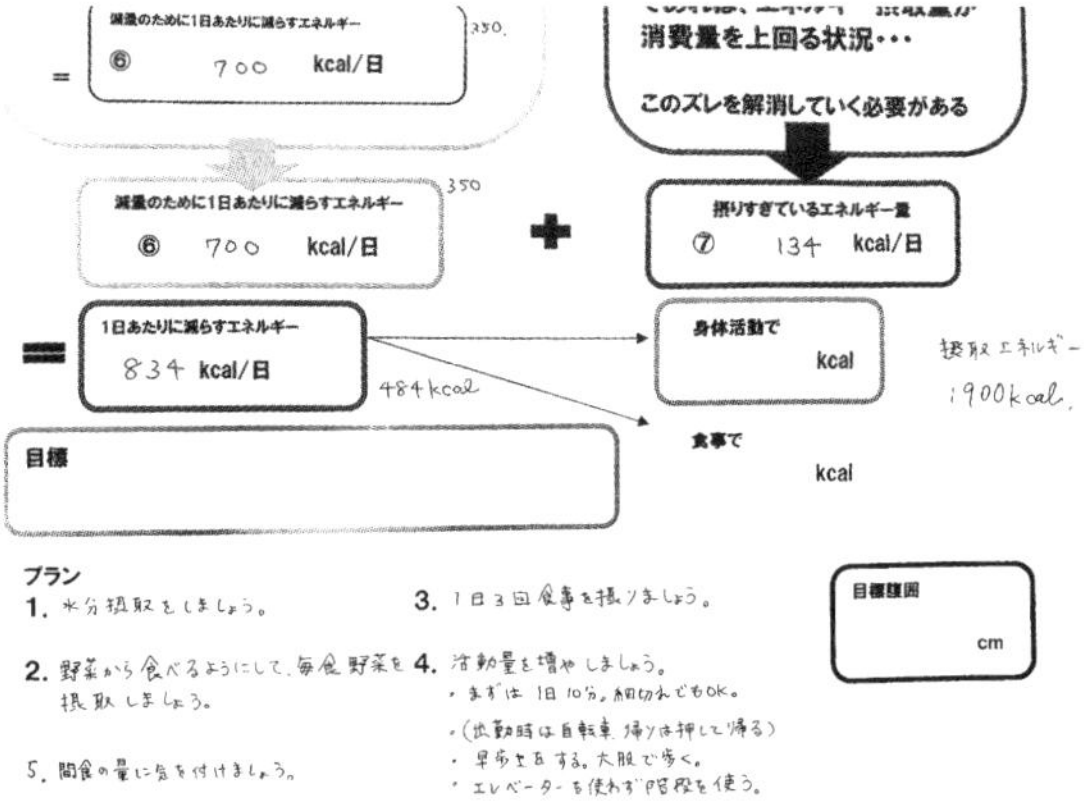

なるほど、こういうプログラムって短期間に効果が出ないと失敗みたいな感じがしますが、「スグヘンゲ」では無理やり痩せさせるのではなく、生活習慣を改善するきっかけを実体験させて、それが**継続できること**を目指しているのですね。

さて面談の結果、最終的に私の個別プランは下記のようになりました。

❶現状から体重を3キロ減量
(但し無理せず、1・5キロ減量でも可)
❷水分をしっかり摂取する
❸食事の際は野菜から食べる。毎食野菜を摂取する
❹朝食抜きを止めて1日3回食事をとる
間食の量を減らす
❺生活の中の活動量を増やす
通勤は徒歩で、エレベーターを使わず階段を使う

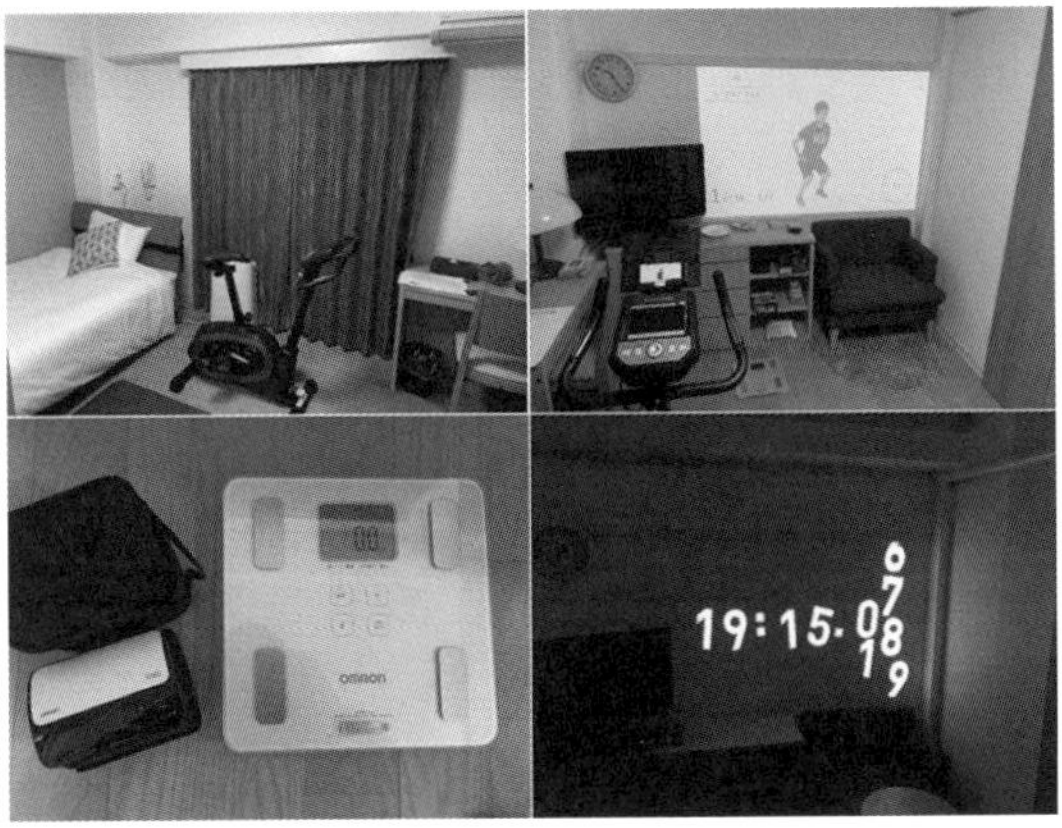

この日標に沿ってプログラムを２０２１年3月15日からスタートしました。

第1週目

午前10時。着替えなどが入ったスーツケースと共にマンションへ赴くと、管理員さんが出迎えてくれました。これから4週間滞在する**「アルファコンフォート高松」**は当社で管理運営している、朝夕の食事が提供される家具・家電付きマンションです。

室内には、エアロバイク、体組成計や血圧計にスマートミラーやプロジェクターまで設置されていました。同時に貸与されるiPhoneにはトレーニングメニューのアプリがインストールされていて、画面をプロジェクターに投影できるのです。

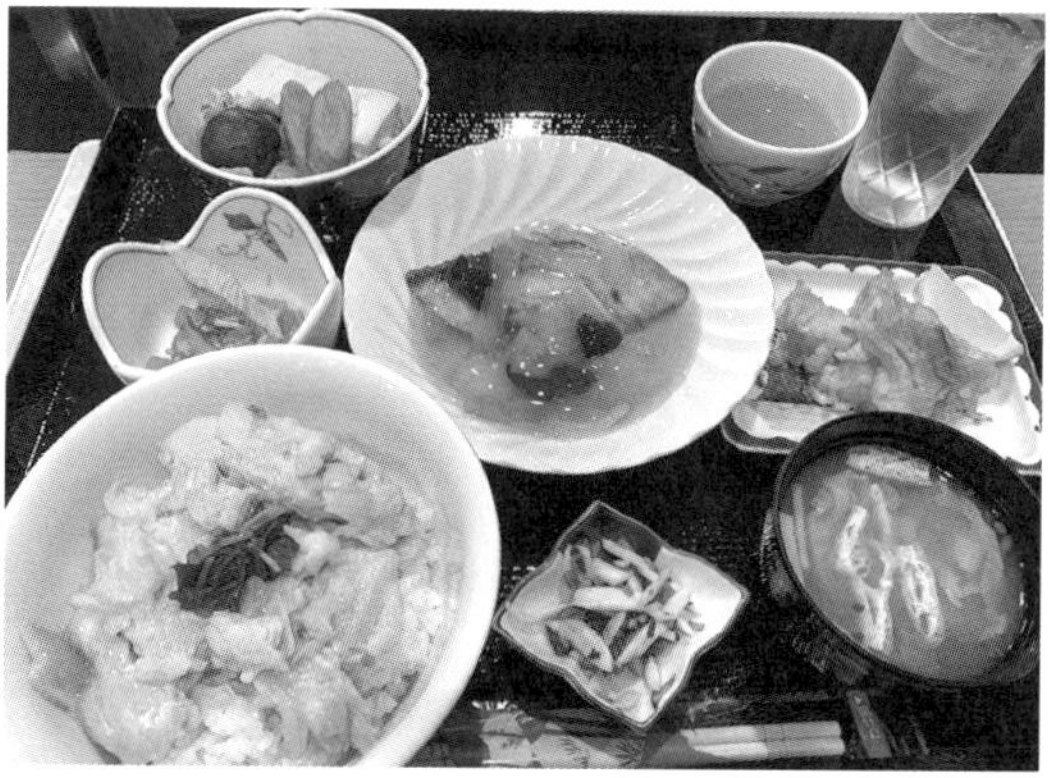

〈マンションでの食事〉

日中の勤務を終えて帰宅すると、マンションの食堂で夕食をとります。自宅では大食いしているつもりは無かったのですが、こうして出されると塩分も控えめで量も物足りないような……。やっぱり病院食みたいな感じなのかな？と思っていた翌日、親子丼に肉豆腐、白身魚の甘酢あんかけ、筍の天ぷらなど品数豊富なボリューム満点メニューに！

今は実証実験段階なので、アルファコンフォート高松で普通に提供している食事が出され、特別なダイエットメニューではなかったようです。

出てくる食事をそのまま食べているだけだと予定よりカロリーオーバーになりそうだとわかったので、コーディネーターのTさんと相談しながら**糖質の多いごはんや炭水化物系のメニューは量を減らす**などの工夫が必要でしたが、自宅に戻ったら自分でコントロールしないといけないので、これはこれで良い勉強になりそうです。

〈私の運動プログラム〉

さて、食事だけでなく運動もプログラムに含まれています。なにせ私のケースで言えば今までの生活よりも1日あたり834キロカロリーも減らさないと目標の3キロ減量を達成できないのですが、食事は抜かずに3食きちんと食べましょうと指導されるので、運動（身体活動）でもカロリーを消費する必要があるわけです。

私の場合で言うと、朝は**簡単なストレッチ**、帰宅後は無駄な脂肪でいっぱいのお腹周りやお尻など下半身を鍛えるメニューと、胸や背中の筋肉を増やすメニューを一日おきに交互にやって、**室内のエアロバイクを20−30分、毎日1万歩を目標に歩く**こと、マンションは7階の部屋でしたが**エレベーターは使わずに階段で往復**するという作戦で臨みました。

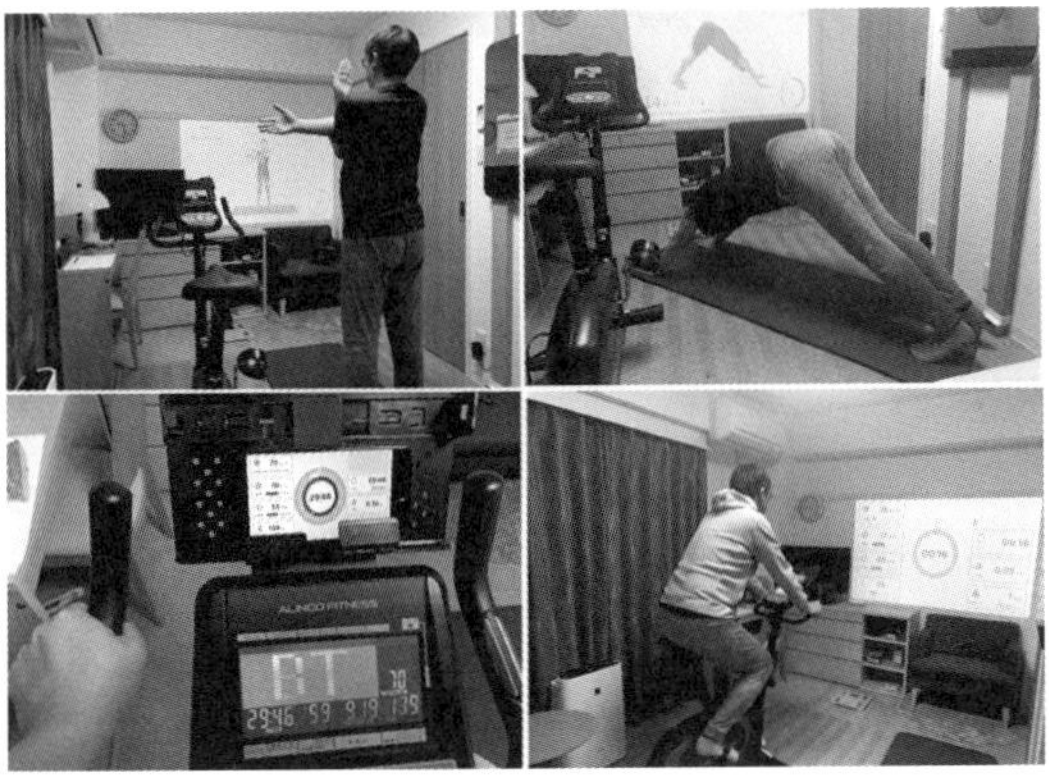

〈就寝前のルーティンワーク〉

一日の運動を終えたら汗をかいているし疲れているので、さっとシャワーで済ませたいところですが、ちゃんと**湯船につ**

かって入浴する方がカロリー消費量が多いそうです。
就寝前は市販の入浴剤なんかを入れてお風呂に入っていました。

そして、寝る前の歯磨き。この歯磨きもプログラムの1つで**電動歯ブラシを支給**されます。そしてアプリで連携して、しっかり磨けているかチェックできる仕組みになっていました。

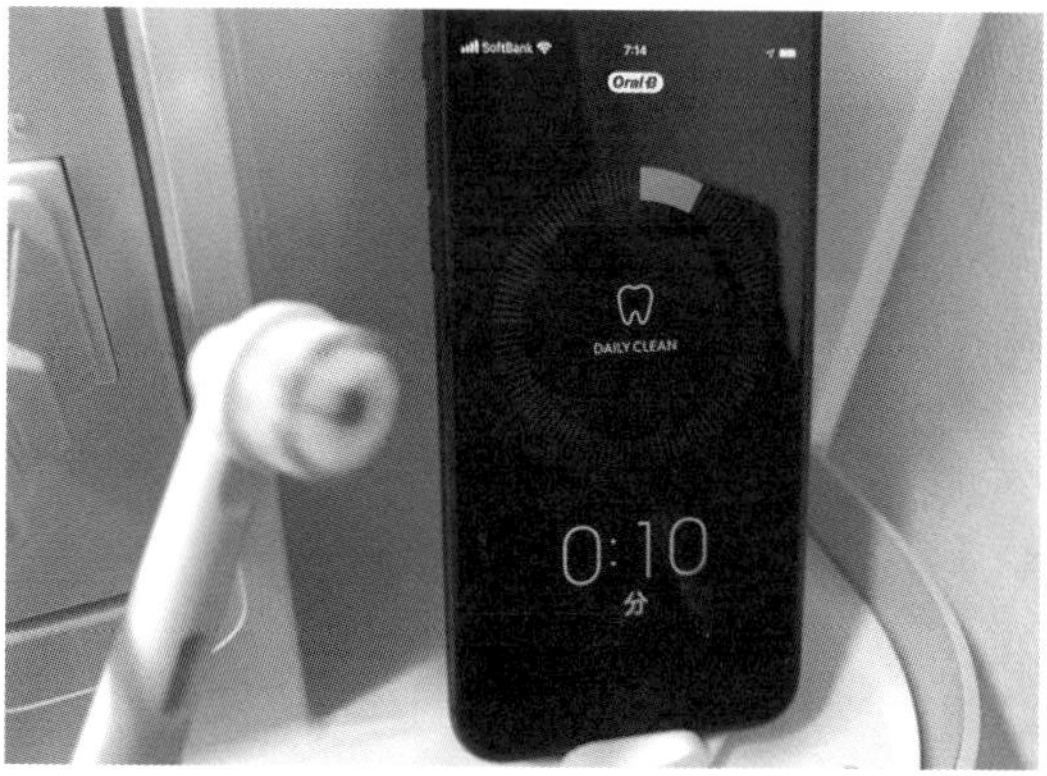

最後に、夜の体重測定と睡眠時間などを計測するアプリを起動します。このアプリで**就寝時間や睡眠の質**が見える化できました。

こんな感じで、朝は起床→歯磨き→体重測定と血圧測定→ストレッチ運動→食堂で朝食、帰宅後は食堂で夕食→一万歩目標にウォーキング→アプリを使った筋トレメニュー→エアロバイク→入浴→歯磨き→体重測定→一日のメニューをこなせたかアンケートを報告→睡眠アプリ起動→就寝、と結構いろいろなメニューをこなさないといけないので一日があっという間でした。

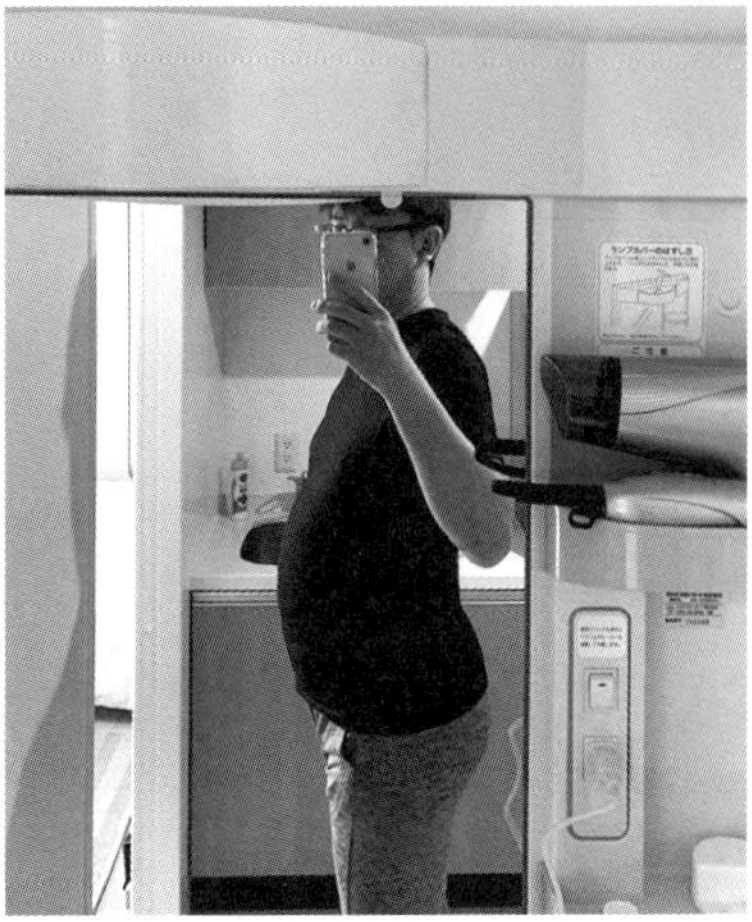

この繰り返しで**第1週目では約1キロの減量**でした。正直見た目は何の変化もありませんでしたが、脂肪を1キロ落とすには約7000キロカロリー消費しないといけないそうです。メタボ中年にとって太るのは簡単ですが痩せるのはなかなか時間が掛かるようですね（汗）。

第2週目

〈ドクターによるカウンセリングと食生活の変化〉

毎週月曜日は高松紺屋町クリニックの院長先生によるカウンセリングです。カウンセリングは貸与されたiPhoneを使ってFace Time（ビデオ電話アプリ）で行われます。先生からは毎日のメニューをサボらずにこなしていることを誉めていただきつつ、**塩分過多にならないような指導**がありました。

「スグヘンゲ」では朝・夕は食事が提供されるのですが、昼食は自分で準備が必要です。ネットで仕入れた〝にわか知識〟で、海藻類や青魚は身体に良いらしいとか、こんにゃくはカロリーが低いとか、タンパク質をしっかりとろうとか自分なりに考えて惣菜を買っていたつもりですが、塩分のことはノーマークでした。２週目からはカロリーのことだけでなく、生野菜を意識的にとるようにして塩分を排出するカリウムが豊富な食材を選ぶように進化しました。

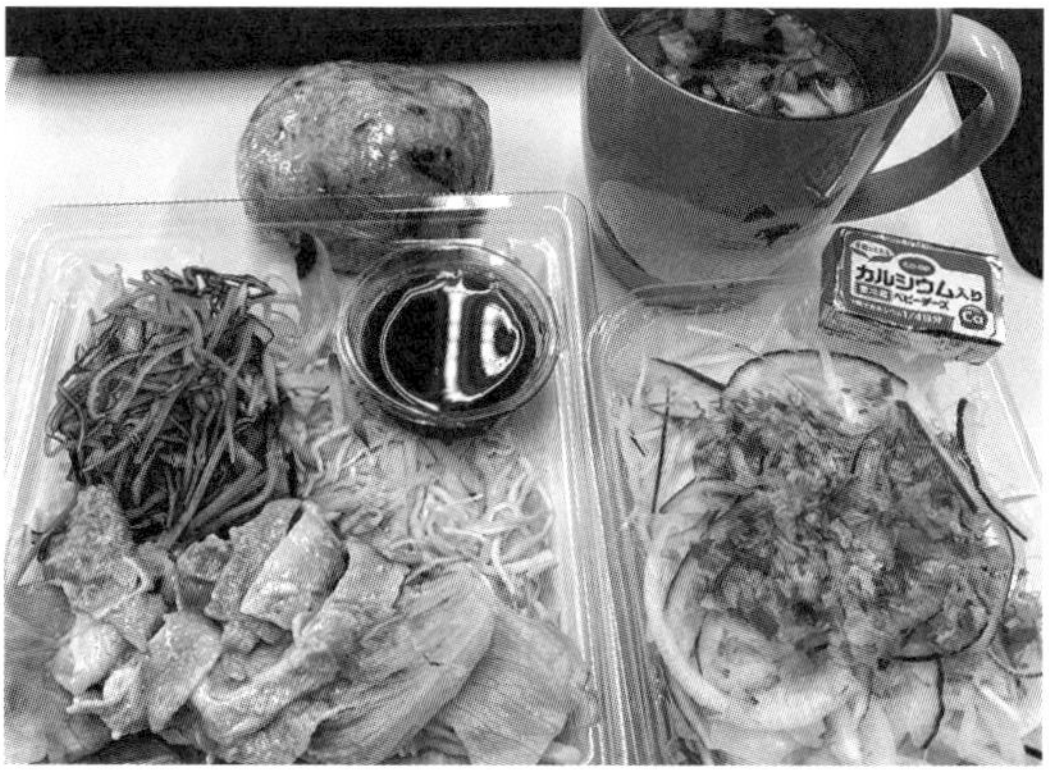

食事をしたメニューを写真撮影して記録したりカロリーや栄養素を計算できるアプリがあるのですが、第２週目になると、これを自分でも使いこなして不足している栄養素（私の場合はカルシウムとビタミンＡ）があれば意識して摂取するような工夫もするようになりました。

Tさんからは「豚肉の冷しゃぶサラダがおすすめですよ」と勧められました。そんなの近所のスーパーの惣菜コーナーには無かったぞと思いましたが、コンビニで売ってるんですね。コンビニって普段は飲み物くらいしか買わないのでよく知らなかったのですが、糖質オフの惣菜などはスーパーよりもコンビニの方がメニューが豊富かも知れません。

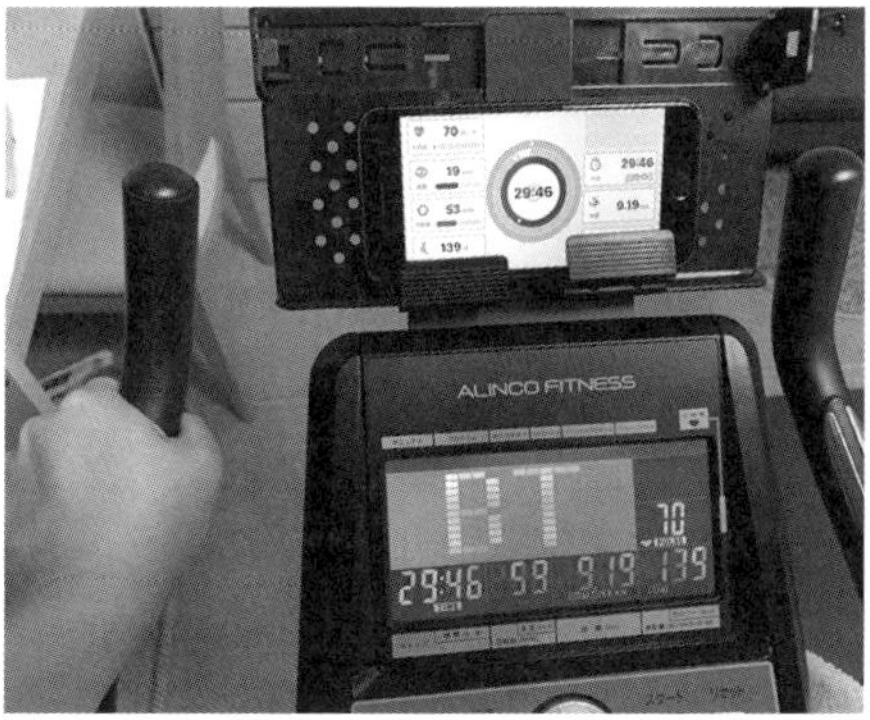

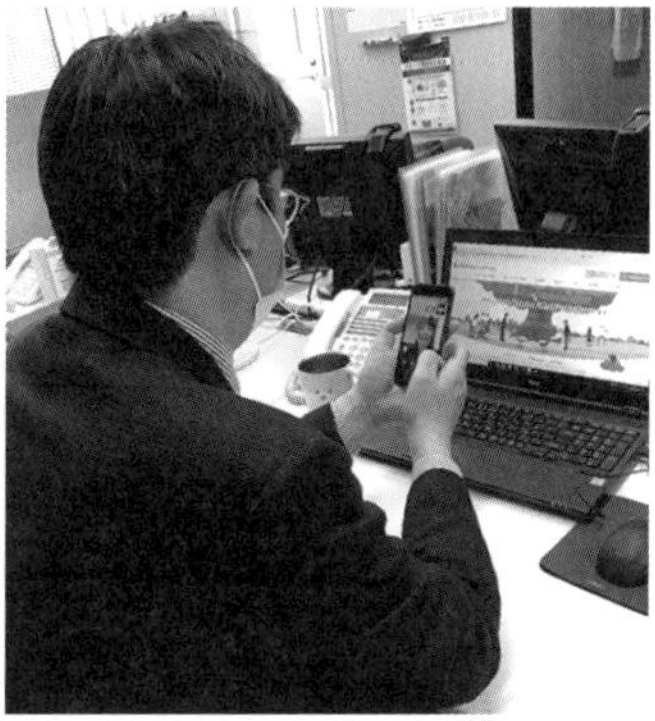

院長先生のカウンセリングは週に1回ですが、**コーディネーターのTさんのフォロー面談は週に3回**ありました。その都度、現状の取り組みの確認や食事のアドバイス、プログラムで困っていることなど何でも気軽に相談できました。**フォロー面談もFace Timeを使うので、自分の職場で業務に支障も無く行える**のも良かったです。

医師や保健師さんと直接やり取りして専門的で具体的なアドバイスがもらえるのは「スグヘンゲ」の強みだと実感しました。

〈エアロバイクの上手な使い方 part・1〉

第2週目には食生活だけでなく運動の方も段々とコツがつかめてきました。1週目のときはエアロバイクはスタートボタンを押して「時間」だけをセットしていたのですが、「目標カロリー」をセットできたり、「心拍数」と連動して**脂肪燃焼に最適なペダル負荷に自動設定されるプログラム**などもあることがわかり、1週目よりも効果的に負荷が設定できるようになりました。

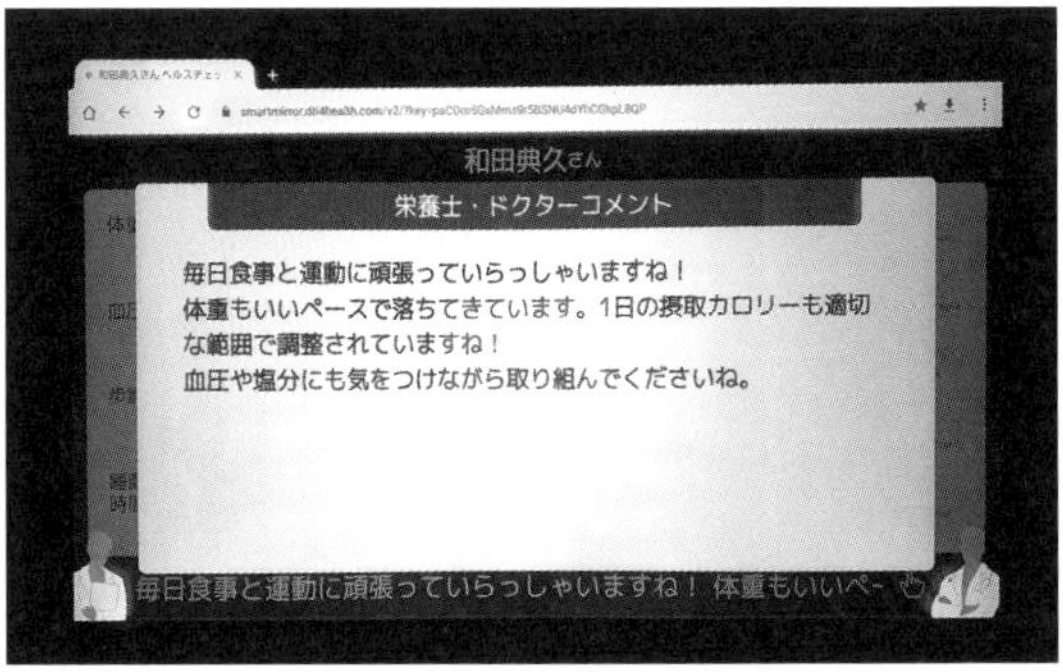

〈スマートミラーについて〉

さてマンションの室内には**「スマートミラー」**が設置されています。普段は鏡として使うのですが、インターネットに接続できて日々の体重などの数値がアプリ連携で自動表示されたり、栄養士・ドクターからのコメントも定期的に更新されます。例えば上の写真のような感じ（第2週目の3月26日に更新されたコメントです）。こうやって励まされるとなんか嬉しいですよね。

第2週目の後半には嬉しい変化が……。体重は少しずつ減ったものの毎日鏡に映る自分の姿にあまり変化が無いのでガッカリの毎日でしたが、今までよりもズボンのベルトの穴が1つ減ったのです！

これは目に見えて成果が実感できたので周囲の色んな人に自慢してました（笑）。

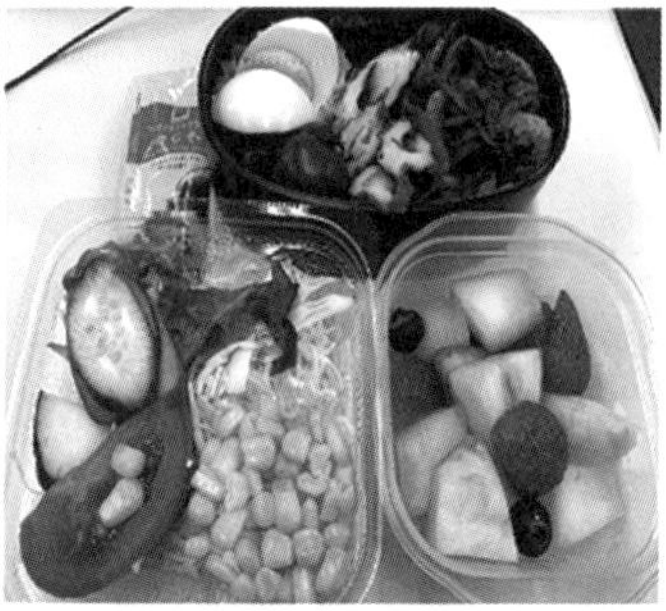

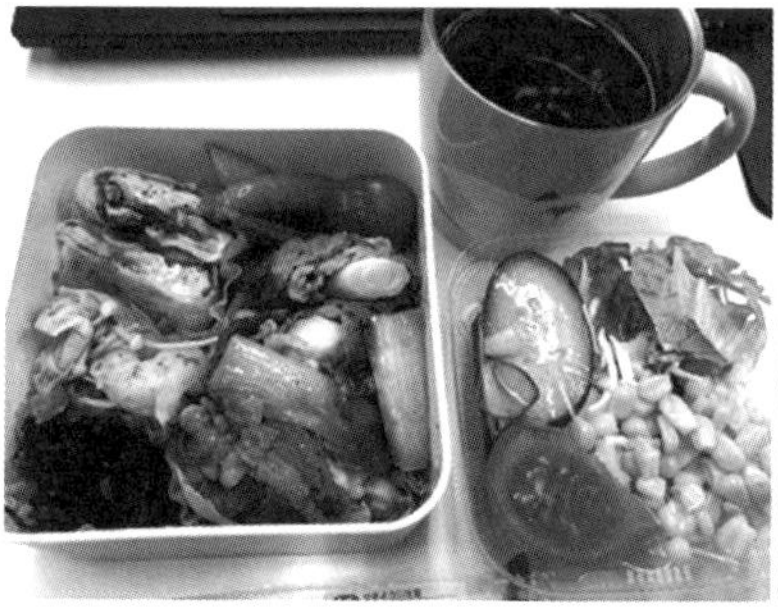

第3週目

〈無理をしていたのか一時ダウンしてしまう〉

第3週目が始まった3月29日（月）には体重が当初と比較して初めて3キロ減っていました！

妻も私の生活習慣改善に刺激を受けた様子で、毎晩マンションまで来ては翌日の昼食のお弁当を作って持ってきてくれるようになりました。

また、日課になっている夕食後のウォーキングも一緒に歩くようになっていました。二人で歩くと一人よりも楽しいので、最初の頃はマンションの近所にある「石瀬尾八幡宮（高松の氏神様）」辺りまでだったのが、この頃にはサンポート高松の赤灯台（せとしるべ）まで足を延ばし、歩数も10000歩どころか15000歩とかになっていました。

ところが、**「スグヘンゲ」に参加するまでは普段全く運動することが無かったのに、急に頑張りすぎたので身体は少し疲れていたようです。**

翌3月30日（火）には頑張って起床したものの会社へ行く気力・体力が湧かず、ついにお休みしてしまいました。

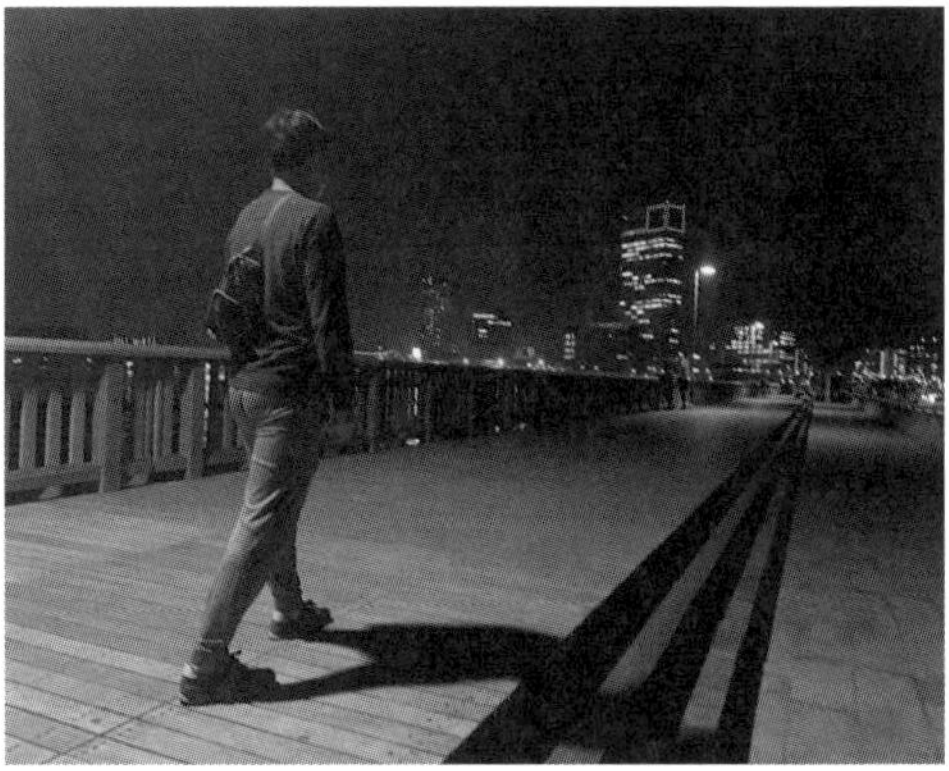

結局は、一日ゆっくり身体を休めるとスッカリ元気になったのですが、会社にお金を出してもらって参加している（自社で事業化を試みるビジネスプログラムの社内モニターですが、当然経費は色々掛かってます）ので「結果を出さないと不味いぞ」とか勝手にプレッシャーも感じていました。

自分も生活習慣を改善しよう！と取り組まれる方は、きっと私と同様に、不安や疲労で悲観的になる時期が出てくると思いますが、そんな時は無理をせずに思い切って休息を取られた方が良いと思います。

〈エアロバイクの上手な使い方 part・2〉

第3週目ともなると室内でひたすらにペダルを漕ぐだけのエアロバイクに飽きてくる頃です。その点「スグヘンゲ」はちゃんと考えられていました。プロジェクターに**景色を映し、ペダルを漕ぐスピードに合わせて映像が変化するプログラム**が準備されているのです。有料のトレーニングジムに設置されているバイクみたいですね。

最初からこの機能があるのは知っていたのですが、初めの頃はカロリー消費量や心拍数等のデータが目に見える方が参考になったので使ってなかったんですよね。

しかし、3週目からはもっぱら景色を楽しむようになってました。身体が慣れてきて景色を楽しむ余裕が出てきた、というのも理由のひとつかも知れません。

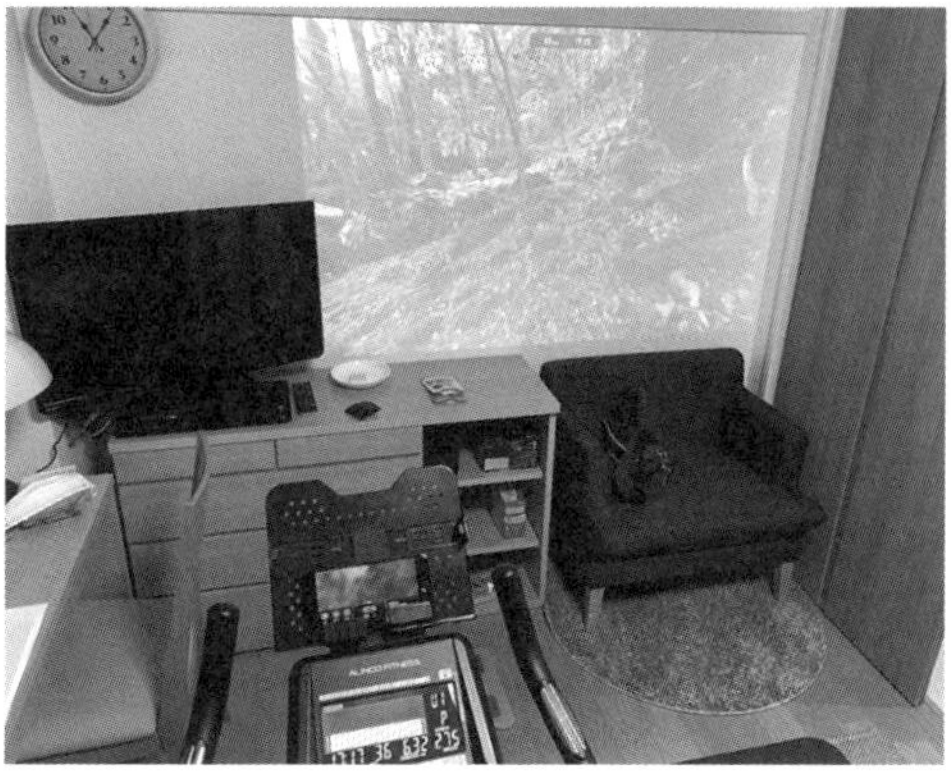

いよいよ最終週

〈少しずつ結果が目に見えるように〉

長いようであっという間の「スグヘンゲ」体験もいよいよ第4週目に入りました。春休み中は学生の姿が少なかったのが、毎日の通勤路にも高校生の姿が戻ってきました。

最終週の院長先生のカウンセリングでは「同じメニューばかりだと飽きが来るのでメニューを変えると継続しやすいですよ」とアドバイスがありました。

実は毎日のウォーキングやエレベーターを使わずに階段を使うなどは完全に習慣化できたのですが、筋トレメニューは正直しんどいのと飽きが来たこともあって少しサボリ気味だったんですよね……。

とはいえ、第4週目になると少しずつではありますが結果が目に見えてきました。例えば、食生活記録アプリで100点満点の評価がもらえたり、体重も最初から比べると3キロ減量の目標が完全に達成できて4キロ減を目指せるところまで到達しました。**高めだった血圧はすっかり正常値になり、この頃にはベルトの穴を2つ締めてもお腹が苦しいとは思わなくなりました。**元々の図体が大きいので外見上はほとんど変化が無いのですが確実に脂肪は減っているはず!!

〈最終日に効果測定、果たして結果は?!〉

4月9日（金）の午前、高松紺屋町クリニックを1ケ月ぶりに訪れました。今日で「スグヘンゲ」が終了日なので**効果測定**を行うためです。初回同様に、血液・尿検査と身長・体重・腹囲を測定しました。

さて、気になる結果は下の写真の通りでした！

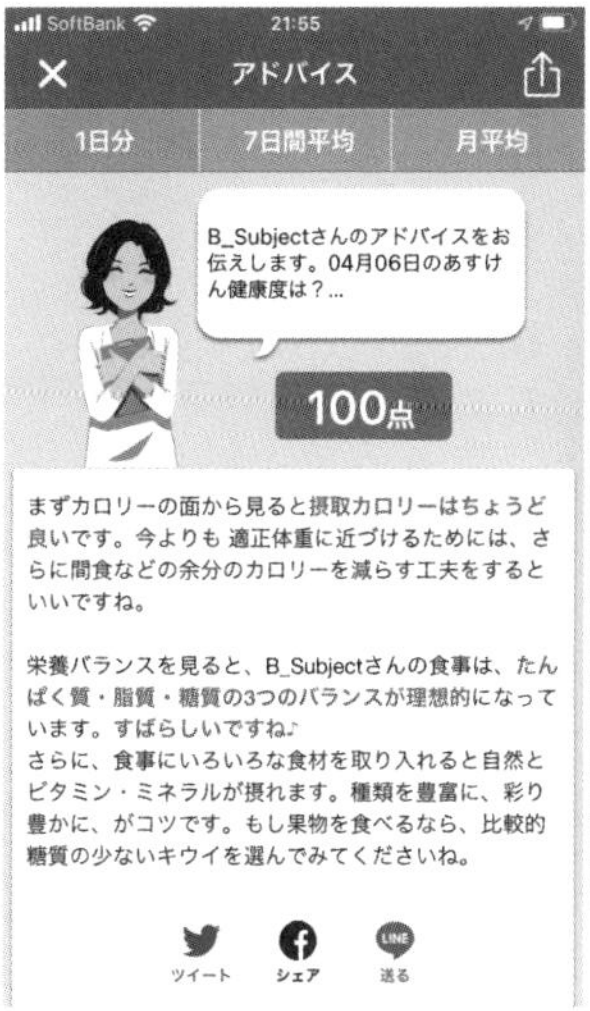

SoftBank
21:55
アドバイス
1日分
7日間平均
月平均
B_Subjectさんのアドバイスをお伝えします。04月06日のあすけん健康度は？...
100点
まずカロリーの面から見ると摂取カロリーはちょうど良いです。今よりも 適正体重に近づけるためには、さらに間食などの余分のカロリーを減らす工夫をするといいですね。
栄養バランスを見ると、B_Subjectさんの食事は、たんぱく質・脂質・糖質の3つのバランスが理想的になっています。すばらしいですね♪
さらに、食事にいろいろな食材を取り入れると自然とビタミン・ミネラルが摂れます。種類を豊富に、彩り豊かに、がコツです。もし果物を食べるなら、比較的糖質の少ないキウイを選んでみてくださいね。
ツイート
シェア
送る

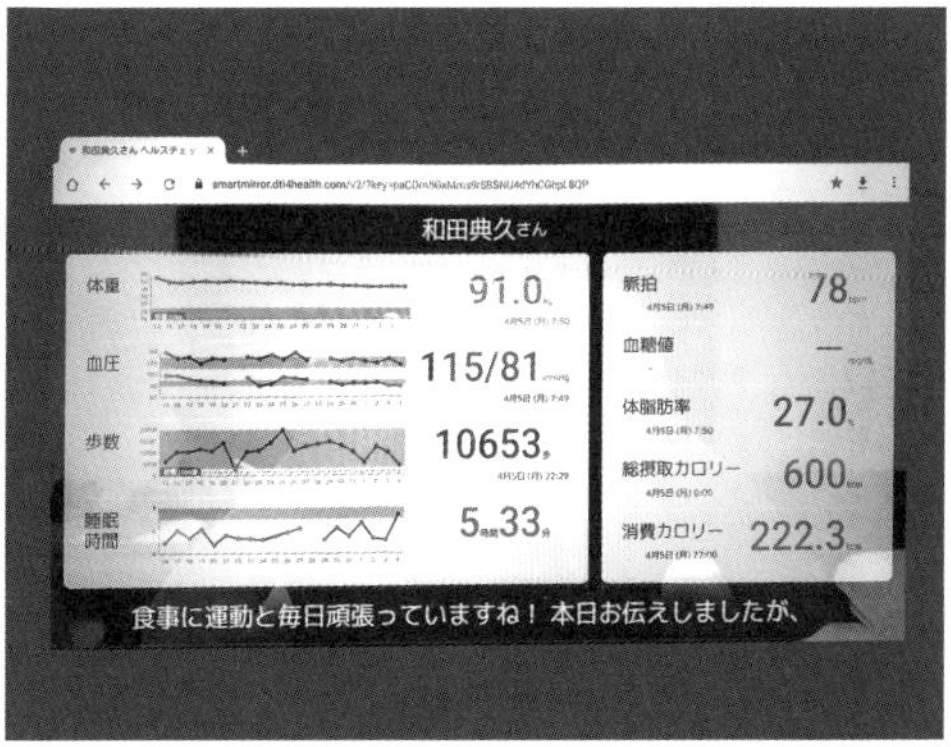

	2021年3月12日	2021年4月9日	増減	改善度	（参考）標準
身長	179.5cm	179.2cm	-		
体重	94.7kg	91.1kg	▲3.6kg	目標達成	71.0kg
BMI	29.4	28.3	▲1.1	○	24.9以下
腹囲	106.9cm	95.5cm	▲11.4cm	◎	85cm未満
HDLコレステロール	36mg/dl	36mg/dl	0	-	40-99mg/dl
LDLコレステロール	138mg/dl	123mg/dl	▲15mg/dl	○	70-139mg/dl
中性脂肪	187mg/dl	137mg/dl	▲50mg/dl	◎	30-149mg/dl
グルコース	107mg/dl	92mg/dl	▲15mg/dl	○	70-110mg/dl

自分で一番うれしかったのは**腹囲が11・4cmも減った**ことと、完全に**基準値オーバーだった中性脂肪が正常値になった**ことですね。

もちろんこの数字でも腹囲は基準値より10cmオーバーですし、体重に至っては20kgもオーバーなのでメタボには変わりないのですが、生活習慣を改善するとちゃんと結果に表れることを体験モニターとして実証することができました。

体験してみて解ったこと

〈週末の過ごし方は？〉

「スグヘンゲ」では毎日の体重や血圧を測定してアプリで報告するので、平日はマンションに居ないといけませんが、**週末は一時帰宅が認められています。**週末にリバウンドしては意味がないですし、スグヘンゲが終了した後は、体験で身に付けた良い生活習慣を自宅でも継続していかないといけないので、**一時帰宅はスグヘンゲ終了後のことも見据えて自宅でも実践できるか否かのよい練習機会**だと捉えていました。

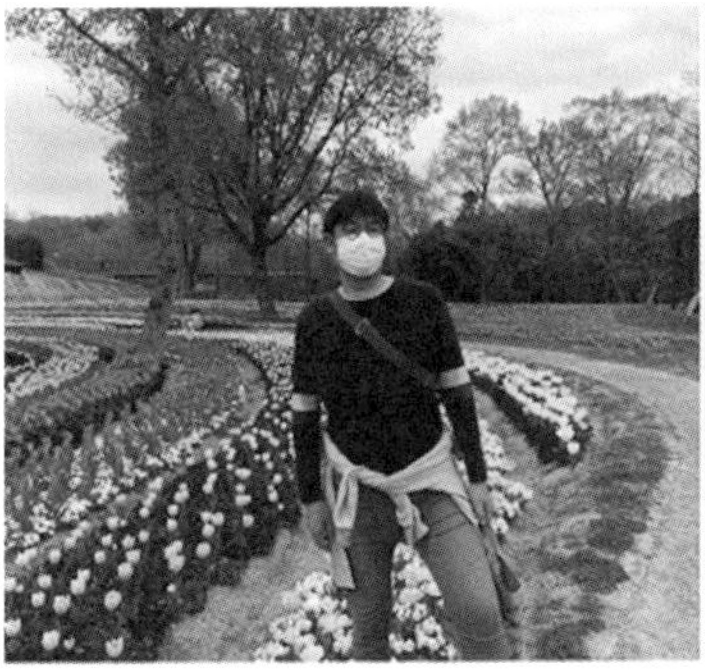 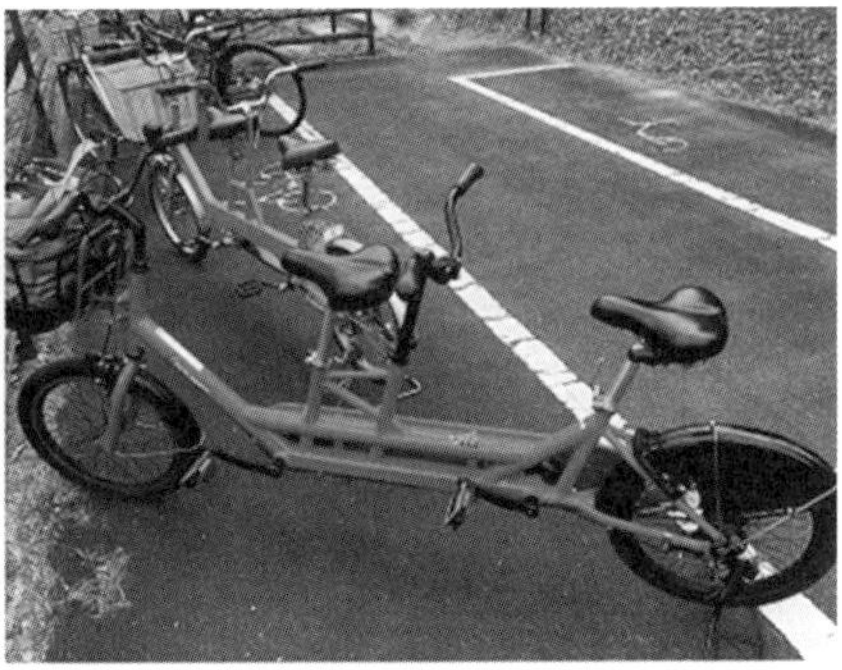

今までの週末は自宅でYouTubeを見ながらダラダラ過ごすとか、夜更かしして休日は昼過ぎまで寝て過ごす、なんてことも多かったのですが、「スグヘンゲ」を始めてからは身体を動かす習慣を欠かしたくないので、**朝食前に散歩したり積極的に外出して身体を動かす**ようになりました。

上の写真は、香川県の国営讃岐まんのう公園に遊びに行った時の様子です。園内を散策したりタンデム（二人乗り）自転車をレンタルして自転車道をサイクリングしたりしました。

〈意志の弱い私でも続けられた！〉

「スグヘンゲ」終了を同僚に報告した際に、「お疲れさまでした。すごいですね！　意志が弱い私はうらやましいです」と言われました。

これについて一言思うところを書きます。

「折角体験モニターをやるなら真面目に取り組もう！」という最低限

の真面目さは持ち合わせていましたが、私は生来の怠け者で意志の弱い人間です……。もし短期間で筋肉ムキムキにボディメイクしようみたいなプログラムなら私には絶対続かなかったでしょう。

この点「スグヘンゲ」は無理な糖質制限とか、ハードな筋トレとかは無く、**良い生活習慣を4週間かけてしっかり身に付けよう**（終了後も自分で継続できるように）**というコンセプト**で、そのために必要な道具・環境・メニューが目の前に全て用意されているので、これだと否応なしに続けられるんですね。意志とか関係なく。そして続けるとやったなりの結果が出ます。

さらに、私には仲間がいました。私より1週間早くモニターになった同僚のHさんです。元々私には毎日1万歩を目標に歩くというプランは無かったのですが、Hさんはやっていると知って刺激を受けたのです。Hさんも頑張っているというのが良いモチベーションになりました。

〈終了後の今の状況について〉

最後に「スグヘンゲ」終了後の今の状況について書き記してこの体験記を締めようと思いま

す。４週間の体験で完全に習慣化したことは下記の通りです。

・朝食を抜かなくなりました
・毎日、１万歩を目標に現在もウォーキングを続けています
・今もエレベーターは極力使わず階段を使っています
・野菜をとる量が増えました
・アプリで自分の摂取カロリーや栄養バランスをチェックしています

元々苦手の筋トレメニューはサボリ気味ですが、それでも良い生活習慣は続けられています。今までの自分には無かった変化です。

さいごに

私の奮闘記は以上です。このブログを読まれた方が**「健康投資」**や**「生活習慣の改善」**に少しでも関心を持ち、あなぶきグループがそれを促す取り組みを始めようとしていることを知って頂けると幸いです。

最後までお読みいただいてありがとうございました。

第5章

未来からのメッセージに答える

（皆を後悔させない社会へ）

フォーネスライフ株式会社 チーフテクノロジーオフィサー　和賀巌

皆さんの悩みを軽くするには

高校時代の私のことを振り返ってみます。あの頃は、ロックバンドの音楽に心から魅了され、毎日の授業中も頭の中にはメロディが流れていました。SFアニメにものめり込み、テニスもよくやりました。恋愛は奥手だったかもしれません。異性の女の子はいろいろな意味で大人に見えた気がします。その頃に初めて、自分の将来を考え始め、何になろうかと思い巡らせた記憶があります。

私は当時、遺伝子やDNAの話を聞き生物学にとても興味を持ちました。東北大学の近くを流れる広瀬川のほとりに家があって、物心ついた時から魚や昆虫に魅了されて育ったからだと思います。子供のころ捕まえた生物にも遺伝子があって生きていることが不思議でした。しかしながら、好きな生物学の周辺の何かを、漠然と仕事にして生きていくには、どんな方法があるか見当もつきませんでした。親戚にも手がかりを与えてくれる大人は皆無でした。ネクタイを締めて電車に乗りそうな未来を、不本意ながら描いては、そうならない別の何かを探していたのだと思います。自分の将来に関する、ほしい情報が乏しいのは今と同じかもしれません。たぶん、人生の未来の羅針盤を探していたのだと思います。

本書の序章で、皆さんは、確実にやってくる未来に失望感情を抱いたかもしれませんね。だから最終章まで読み進める人は、多くないかもしれません。人口統計から確実に予測される未来の姿に対して、当時の私だったら、真正面からシリアスな将来像をとらえて、不安が増え、眠れずに苦しむのかな……と思いました。荒波が予想される未来に挑むにしても、何かマニュアルがあると、ぐっすり眠れて良いのかもしれません。皆さんは、自分の未来にどんな使命を抱くのでしょうか？

あの頃の自分に教えたいのが、狩猟採取生活の研究の話です。世界には、自分の想像をはるかに超える、人々の「日常」がたくさんあります。多様な世界には、多様な日常があふれています。それらの一部の情報に触れるだけでも、自分の人生を笑顔で乗り切る心構えを手に入れる手がかりが手に入ります。そして、自信を持って興味あることに取り組むこともできるようになるのではないでしょうか？

アフリカの狩猟採取生活を営む人々には、「insomnia 不眠症」という単語がないそうです。（＊1）南米やアフリカの複数の狩猟採取生活を営む人々の日常をとらえた研究成果からは、悩みの概念がうすいのか日が暮れればぐっすりと眠り、夜明け前にすっきりと起きると報告されています。冬は少し長く、夏は少し短く、その分お昼寝もするようです。うつ病のような病気とは無縁といっても過言ではない生活です。狩猟採取生活は、けがや擦り傷も多そうで、暮らしも苦しそうで、おそらく感染症も多そうですが、なぜ人々はぐっすり眠れるのでしょうか？

ＷＨＯの２０１７年の報告では、世界には心の病が蔓延し、うつ病罹患率も、20人に１人、ほぼ５％に至るヘルスケア最大の問題と記載されています。（＊2）それに比べると、狩猟採取生活を営む人々の生活は、どうしたことでしょうか？　おそらく調査が不十分で、先進国並みの情報が取れないのかと普通は思いますよね。しかし、そうでもないようです。

不安の感情は、危機の察知と防御反応から生じます。例えば、草原で、一人で歩いているときに、「ガサガサ」と笹薮が揺れたとき「何かケモノがこっちを狙っているのかな？」と感じる感情が防御本能の「不安」の表れだそうです。その感覚がある個体は、危機を早く察知して、どうにか危険を切り抜けてきました。言い換えると、不安を活用できた人々が、現代に子孫を残せたと考えられています。瞬間的に集中して自分や仲間の命を守って、きっと命が助かったら、ほっとして仲間とピンチを乗り越えた事を讃えあって、笑顔が溢れだしたのだろうと思います。

私たちが今日抱く不安にも、この防御反応が発動されます。ただ私たちの未来に対する不安は集中力を駆使しても全く解決されず、数日かけて慢性化し肥大化し、その持ち主を押しつぶすほどの恐怖となっておそいかかるようです。（＊3）なぜでしょうか？　今日、私たちが抱く未来の不安は、獣や外敵ではなくて、実体がない情報だからです。これが今日、ＷＨＯが唱える文明社会に蔓延しているうつ病の原因と言われています。

繰り返しますが、狩猟採取生活では悩みは明確です。戦うか、負けそうならば逃げるだけです。不安は、この危機から逃れる為の大切な反応で、数分から2時間程度で終了します。早く逃れてほっとしたいですよね。うまくいけば、仲間と夜に笑いあってお祝いができそうです。一方で、私たちの未来に抱く危機感は情報でできていますので、その情報が自分たちを苦しめ、世界中で一番大きなヘルスケアの問題を引き起こしているのです。

では、狩猟採取生活の中で彼らはどんな人生を生きているでしょうか？　実は、先のことをとやかく考えず、その瞬間に集中して、目の前の事に全力で生きているようです。彼らには、時間を表す単語は、長い人生の「過去」の思い出と「今」の時間を示す言葉があるだけだとオックスフォード大学の人類学者ヒュー・ブロディさんが四半世紀の研究をまとめて報告しています。（＊4）「未来」を示す概念に乏しく、毎日全力で食べ物を集めて、仲間と食事をしてぐっすり星空の下で眠り、来年もその先も同じ事が続くと考えて生活します。このように、時間の概念に未来がなく、不眠という言葉がない世界観に守られて、私たちの祖先は７００万年ものあいだ地球上で進化を重ねてきたようです。

いかがですか？　この考え方は、お釈迦様が、この世の苦しみから悟りをひらいた仏教の教えにも通じるようで興味深いです。原始仏教でも、自分の身の回りにある苦しい状況を客観的に捉えることが第一の教えとして伝わっているようです。

高校生の皆さんも、是非、目の前の事に一生懸命に集中してみてください。道は開けます。そうして充実した人生を手に入れて欲しいと思います。未来を思い悩む時間は、意味が無いとは言いませんが、悩んでもどうにかなるものではありません。大好きなこと、興味のわきそうなことに集中して過ごしてみてください。幸せはそこにあるようです。そんな事を、高校時代の自分も知っていれば、もう少し楽な人生を歩めたかもしれないと本当に思っています。

実は、これからの日本の未来について悲観的な数字が出ていても、毎日を幸せに過ごし、打開策を見出してゆく人々も沢山います。むしろ、課題を見つめて果敢に目の前の事として取り組む事で、充実した幸せな人生が手に入るのだと思います。

では、本書の最初にふれた「望ましくない未来」の中で、私たちを取り巻く生活に、どんな課題があるでしょうか？　それは皆さんたち、高校生の世代の皆さんが、これから解き明かす大きな未来の問題かもしれません。挑戦してみませんか？

都市の暮らしが病を生む

狩猟採取生活に関する研究は、現代の病に対抗する沢山のヒントに溢れているようです。人はアフリカ大陸で、約700万年かけて、木の上の生活から草原に降りていき独自の進化をしてきました。近縁のチンパンジーが、1日で約2km以上動けないのに、私たちはその10倍以上の距離を、平気で歩けるように進化したようです。

今、Society5.0という社会の創造が望まれています。インターネットが生み出した空間（サイバーと言うようです）と実社会（フィジカルだそうです）の融合をうたう日本政府が発明した造語です。（＊5）その世界観は、せいぜいこの数年程度しか経っていませんがメタバース空間の提唱もあり、おおきな社会変革を生み出す流れが生まれています。人は、そのようなSociety5.0の社会の中に、

都市の生活が基礎疾患を生む

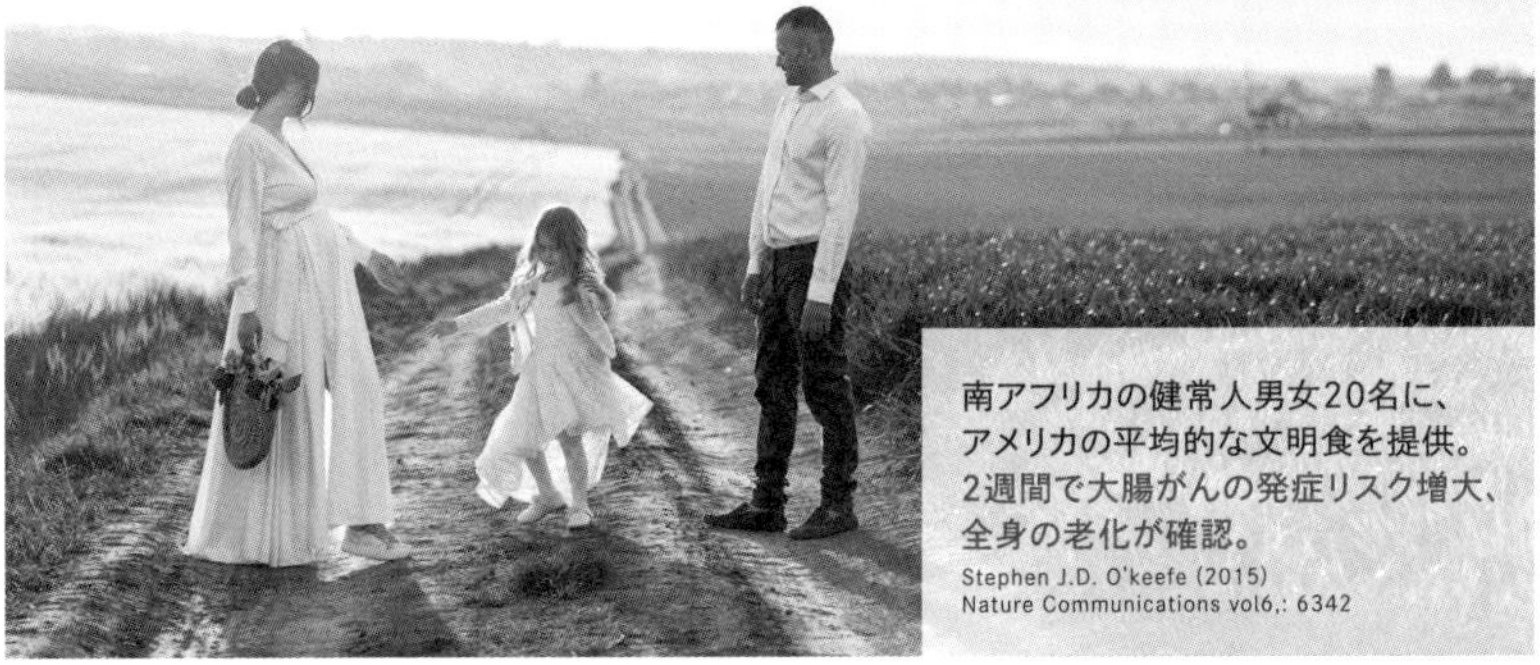

南アフリカの健常人男女20名に、アメリカの平均的な文明食を提供。2週間で大腸がんの発症リスク増大、全身の老化が確認。
Stephen J.D. O'keefe (2015)
Nature Communications vol6,: 6342

幸福を見つけられるでしょうか？　それが皆さんの仕事になりそうですね。

歴史的には、今日にいたるまでに、情報化社会（Society4.0）がwindows95発売で始まってから約30年間続いたと考えられています。その前が、工業化社会（Society3.0）。ルネサンスから300年、その前が農耕社会（Society2.0）で約5000年間続いたとされています。その前700万年が、狩猟採取生活なのです。

実は、世界観が大きく変化していますが、ヒトの遺伝子はサイバー空間に対応するまでに十分な時間が経っていません。つまり、ヒトは狩猟採取生活に最適化された遺伝子のまま、情報化社会に生きていて、Society5.0の世界で、体も心も混乱の中にあるのです。

最近、新しい学問領域として生まれたlife style

medicineという医学分野では、病の8割が西洋型のライフスタイルに起因していると報告しています。（＊6）日常の生活が、循環器疾患や糖尿病、脳梗塞、いくつかの癌などを生み出しているのです。

こんな研究論文があります。数十人の南アフリカで暮らす健康な男女が、合衆国のピッツバーグにきて数週間過ごすと、がんに罹患する可能性が増え、老化指標が上がるのです。（＊7）一方で、糖尿病に罹患した人たちが、約半年間、オーストラリアの先住民族アボリジニの人たちと暮らすだけで、健康が取り戻せたという報告も出ています。糖尿病が寛解した人もいたと記載されていました。

いかがですか？　便利な都市型ライフスタイルの何かが、私たちを蝕む可能性があるようです。便利な生活を手に入れる事が、サイエンスの目的だったのに、何という事でしょうか？

大学で研究をしていると、便利な生活に貢献できる発明をします。でも科学を進めると、一部で病が生まれるようです。科学者にとっては辛いですね。本当に人々を健康で幸せにできるかを突き詰める発想が大切な時代がきたのだと思います。高校生の皆さんが大学で研究すべきテーマは、まだまだ沢山残っているようです。

その椅子が命を縮めるらしい

ところで、皆さんは、今、椅子に座っていますか？　勉強部屋にある自分の椅子でしょうかね？　それとも、リビングの家族共通のソファですか？　食卓にも自分がいつも座る椅子がありそうですね。他に、学校の校舎にも自分の椅子がありますね、部活動や美術室や音楽室ではどうでしょうか？　吹奏楽部なら、そこにもあなたが座る椅子がありますよね。バスや電車で通学すればそこにもシェアで使われている椅子がありますかね？　たまにコンサートに行くとか、サッカーを応援に行くと座る場所が用意されていますね。そう数えると、皆さん、毎日、5個以上の自分の椅子にお世話になっているかもしれません。

700万年の人類進化の期間で見ると、これは異常です。椅子は古代エジプトで王族が座るものとして地球上に生まれたようです。ひと握りの選ばれた人が、式典でおかけになる物だったようです。その後ローマ時代からルネサンス期まで、椅子は特別なものでした。量産されたのはこの200年くらいだそうで、一人で5種類以上の椅子を使い分ける生活は、昭和の後半のほうからのようです。人は地べたに寝そべるか、短時間しゃがむような、俗にヤンキー座りという腰を低める姿勢をとって、700万年間過ごしてきました。

だから皆さんの設計図の遺伝子は、椅子のある生活に対応して進化していません。椅子に座る

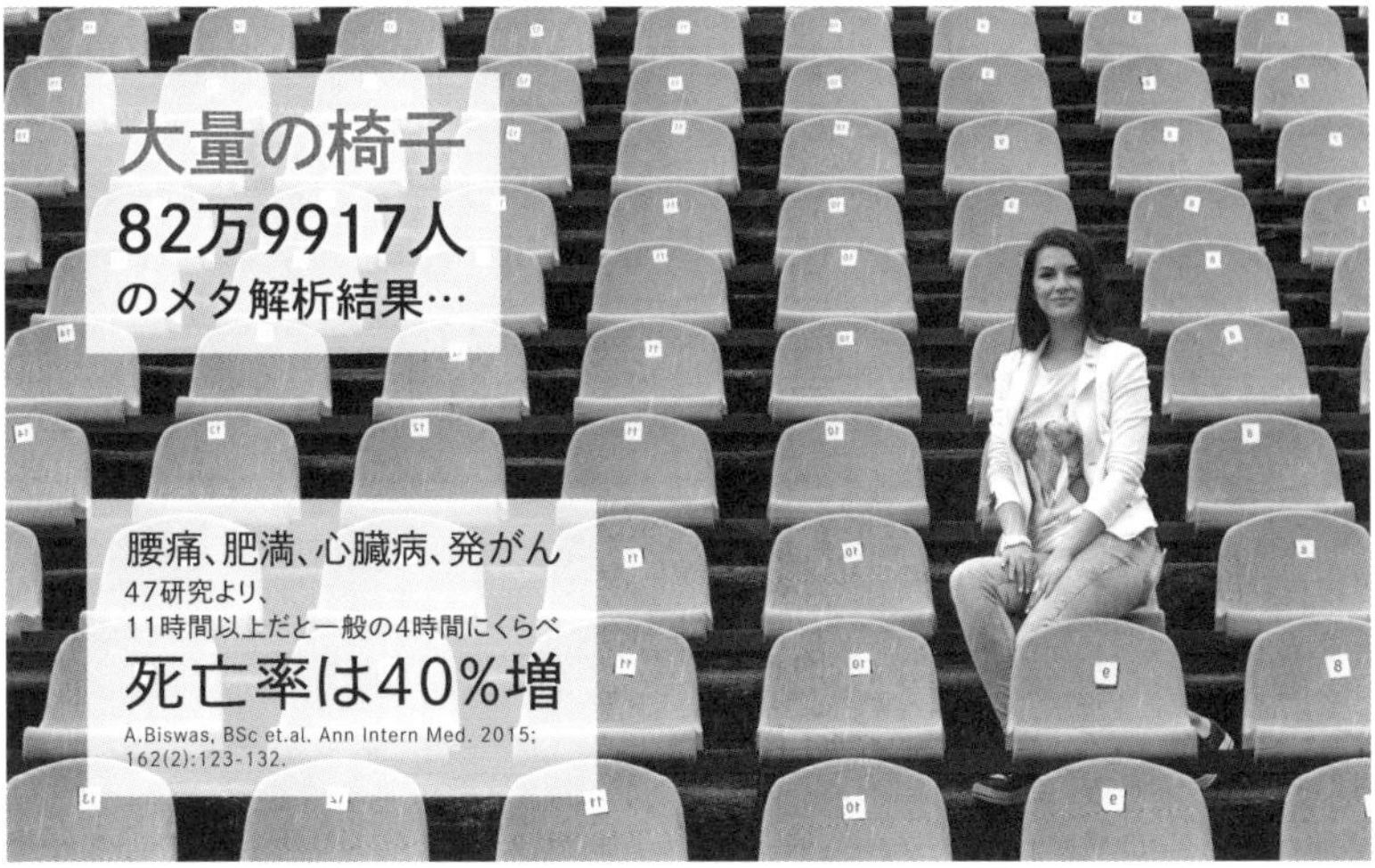
大量の椅子
82万9917人
のメタ解析結果…
腰痛、肥満、心臓病、発がん
47研究より、
11時間以上だと一般の4時間にくらべ
死亡率は40%増
A.Biswas, BSc et.al. Ann Intern Med. 2015;
162(2):123-132.

と何が起きるでしょうか？　腰に圧力がかかり、背中が曲がり、心臓にも負担がかかる事がわかってきました。長い時間座り続けると命が短くなるという研究をまとめた人たちがいます。要するに長く座ると死亡率があがるという報告です。（＊8）82万9917人のメタ解析結果、腰痛、肥満、心臓病、発がんの可能性を47の研究より導きました。11時間以上座る生活だと、一般的な4時間の座位生活にくらべ、死亡率は40％増えると報告しています。ただし、まだ椅子に座る事の害が、どんな仕組みで生まれるのかはわかっていませんから、皆さんの世代が解明する仕事が残っています。結論としては、椅子は喫煙習慣と同じく危険だそうです。

受験勉強も大変かもしれませんが、歩きながら暗記し、立机で勉強する工夫も良いかもしれませんね。西洋型のライフスタイルのひとつの象徴が椅子です。時間を教えてくれるセンサやタイマーを使うと良いかもしれません。

私たちは日常をさりげないセンシングで測定して、病を防ぐ方法を多方面で試みる東北大学の研究グループを始めています。一緒に、人の幸せに貢献する研究をしませんか？

寝る前に見るスマホの話

高校生の皆さんはスマホゲームをしますか？　ＬＩＮＥで友達にメッセージを送りますよね。YouTubeで動画もチェックしますかね？　大抵、寝転びながらスマホの中のアプリで、思いの他長い時間があっという間に過ぎて行くと思います。

ただ夜寝る前は注意してください。夜スマホを見ると病気になりやすくなります。最近30年間で激変した生活習慣かもしれません。照明や深夜のテレビ・スマホ普及を前提に16の研究に記載された合計１３８万人のメタ解析で報告されたことは、スマホなどのブルーライトは、短眠で肌が衰え、太りやすくなり、不安が増えプレッシャーに弱くなるとともに、発がんや心疾患のリスクが増えることが報告されています。（＊９）

日本人がノーベル賞を取ったことでも有名なブルーライトは、ディスプレイをカラー表示することに貢献し、世の中を豊かにしてくれました。だけど最近、夜のブルーライト刺激が人の感覚を狂わす事がわかってきました。青い光は、明け方を意味する強いメッセージを体に投げかけて

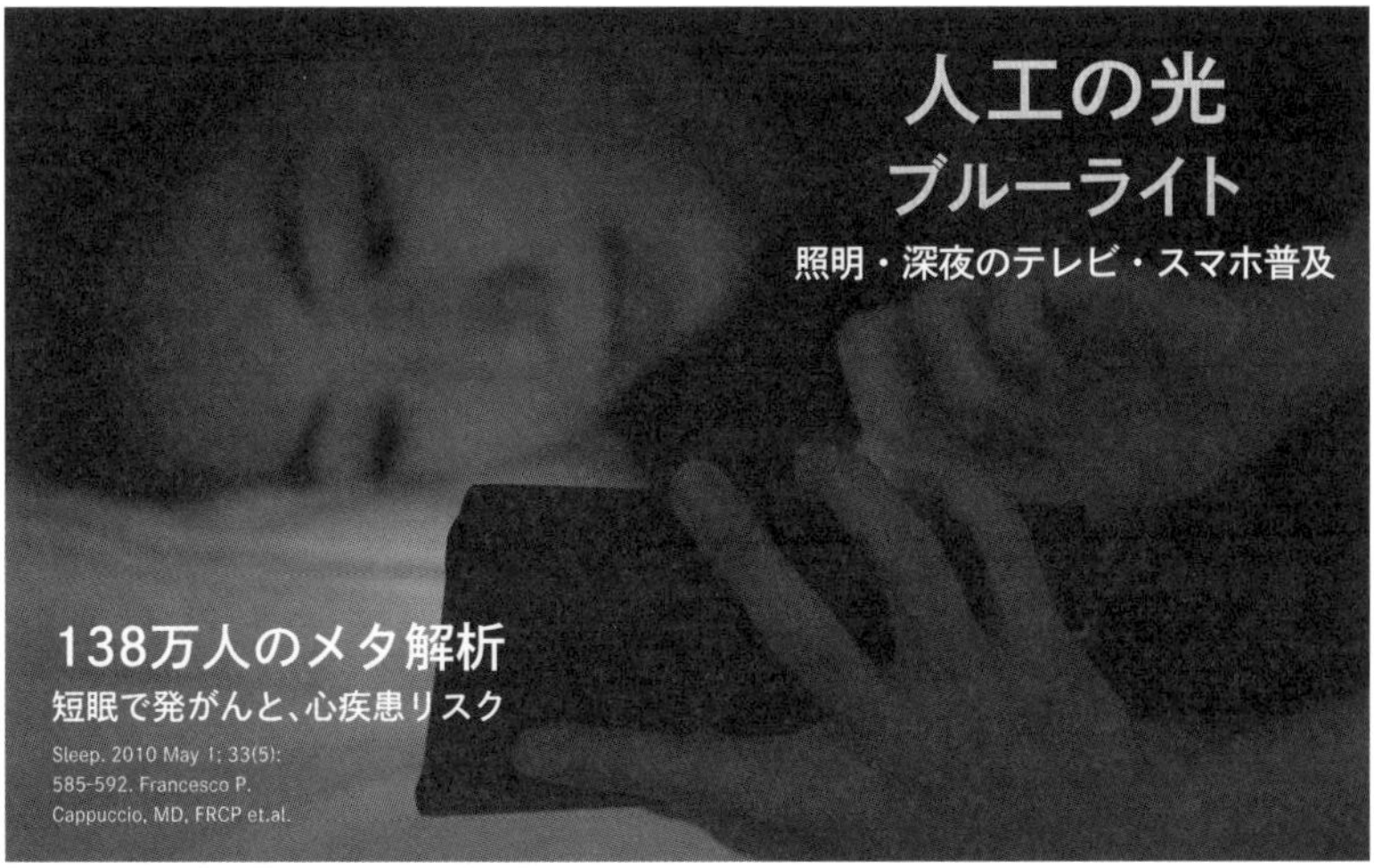

きます。目から入ってきたこの刺激が、皆さんの脳に働きかけて、感覚を覚醒させます。眠れない状態を作るようです。

狩猟採取生活をしていると、ブルーライトは明け方に目から飛び込んできます。人類の祖先は、この光で体全体の「やる気」スイッチを入れました。ふっとおきて、軽い食材を探し回ります。お腹も空くので、じっと寝転んでいられなくなるようです。

朝歩くことで、全身の血流も上がり老廃物の濾過も進みます。今日一日の活力を生む準備が整います。覚醒して気力もみなぎるはずです。受験やテストを控える皆さんにとっては、記憶力も向上するので、起きてすぐに10－15分お散歩することを勧める先生方もおおくいらっしゃいます。自分のパフォーマンスを高めるためには、樺沢紫苑先生の書籍はとてもよいヒントを与えてくれる

と思います。（＊10）

私の高校時代はいつも寝不足で寝ていたいと思っていて、このメリットを享受し損ねていたかもしれません。朝の習慣をぜひものにしてみてくださいね。

実は夜スマホを見ると、この一連のスイッチが一日の疲れが溜まった体に入ります。眠れなくなりますね。

眠れないと、日中の活動で生まれた脳内の老廃物が、洗いきれないのです。これら老廃物には、アルツハイマー病で有名になったベータアミロイドとかタウタンパクも含まれます。それらが若い皆さんの脳内にとどまり溜まりはじめます。認知症は30年かけて、脳内に溜まり続ける老廃物との関連も指摘されています。

脳以外にも深刻な影響が出ます。夜ふかしして眠れないと、お腹が空きませんか？　何か食べたくなりますよね。太りますし、血管の中にも脂質が溜まります。心臓に負担がかかり、脳の血管が詰まる原因も生まれてきます。実は怖い事なのです。

文明が明るい夜を作りました。人の活動時間も延びて、夜と昼が逆の生活を始める人もたくさん生まれています。ただ何度も繰り返しますが、私たちの設計図である遺伝子は、まだ、そんな事をする様に進化していないので体が壊れるようです。

ただ、どうして病気が生まれるかはまだまだ解明されていません。人は時計を体の中に持っているようで、ブルーライト以外にも、複数の調節メカニズムを持っています。その全容解明も、皆さん高校生の世代のお仕事になりそうです。どうしたら夜も快適に過ごせるでしょうかね？

日常を見つめること

スマホや椅子の話でもわかるように、文明化された今日の日常生活は沢山の病を生む原因を作っているようです。では、どうしたら健康に過ごす事ができるでしょうか？　文明を捨てて、いまさら私たちが、狩猟採取生活に戻る事もできないですよね。どう折り合いをつけるか考えてみましょう。私たちは、まず、毎日を測定する事から始めました。

センサという言葉をご存知ですか？　世界で最初のセンサは、イタリア人のガリレオ・ガリレイが作ったらしいのです。箱の中の温度の変化を水の高さで情報に変える仕組みでした。かわいらしいインテリアオブジェが、今でも販売されています。

ところで、風邪を拗らせると熱が出ますね。体温を測ります。細いガラス管の中に閉じ込めた

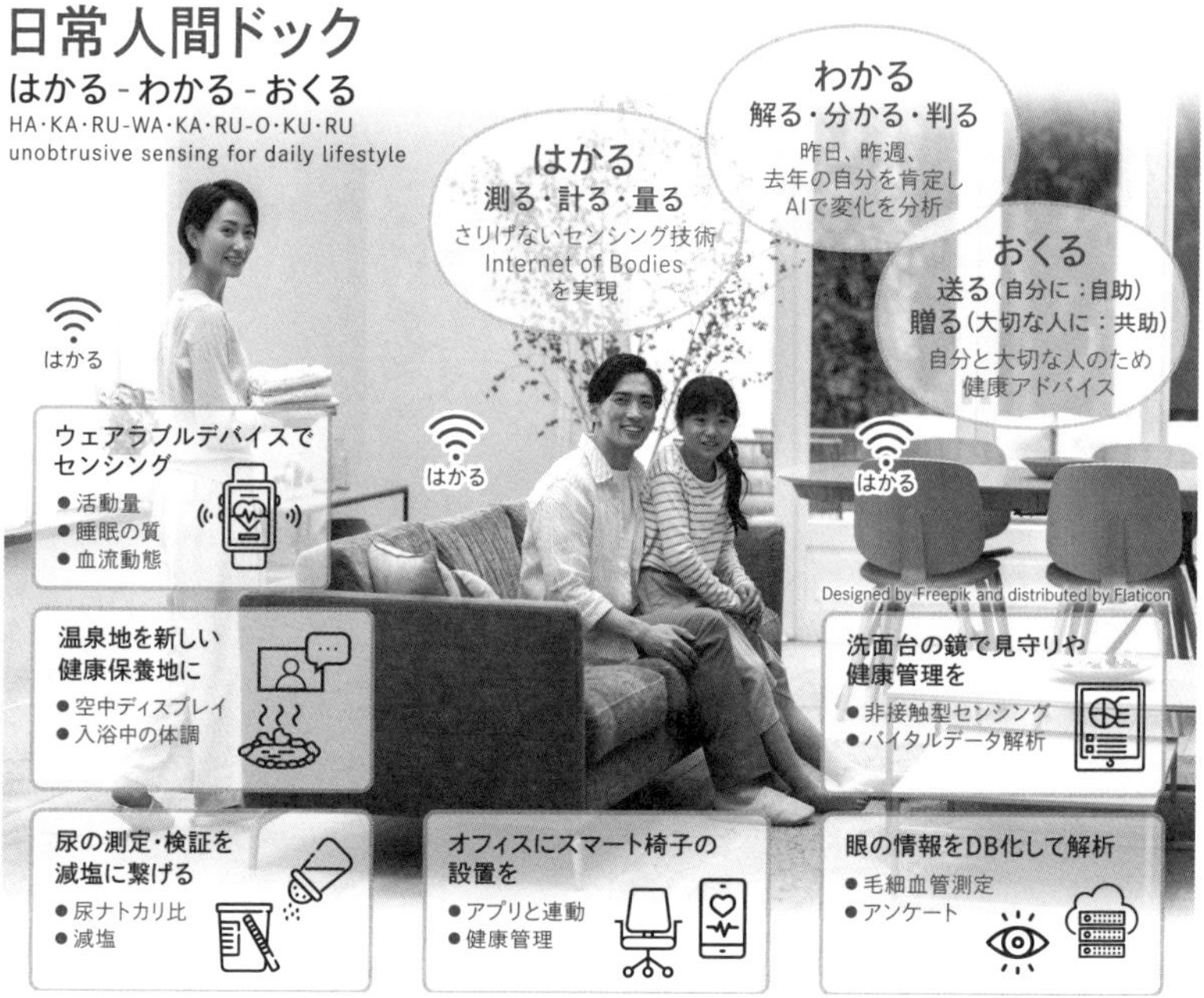
日常人間ドック
はかる - わかる - おくる
HA・KA・RU-WA・KA・RU-O・KU・RU
unobtrusive sensing for daily lifestyle
はかる
測る・計る・量る
さりげないセンシング技術
Internet of Bodies
を実現
わかる
解る・分かる・判る
昨日、昨週、
去年の自分を肯定し
AIで変化を分析
おくる
送る（自分に：自助）
贈る（大切な人に：共助）
自分と大切な人のため
健康アドバイス
はかる
はかる
はかる
ウェアラブルデバイスで
センシング
● 活動量
● 睡眠の質
● 血流動態
Designed by Freepik and distributed by Flaticon
温泉地を新しい
健康保養地に
● 空中ディスプレイ
● 入浴中の体調
洗面台の鏡で見守りや
健康管理を
● 非接触型センシング
● バイタルデータ解析
尿の測定・検証を
減塩に繋げる
● 尿ナトカリ比
● 減塩
オフィスにスマート椅子の
設置を
● アプリと連動
● 健康管理
眼の情報をDB化して解析
● 毛細血管測定
● アンケート

水銀の膨張量から体温を測る仕組みが使われています。熱が出ると、寒気がして身体がだるくなり、お薬を飲む必要性を感じます。体温計は、身近なセンサです。「なんか寒気がする」という感覚、体調が悪そうという感覚は主観ですが、それを「はかる」事で、具体的な情報が生まれます。体温は、40度の場合と37度の場合では情報が異なります。高熱では重篤な病気が体のなかに生まれているか？ それとも37度を超えて、風邪のひき始めなのか？ 数字からその意味を探る手がかりが得られます。

私たちが進める「さりげないセンシング」プロジェクトは、未来に向けて、この体温計のように、たくさんのセンサデータ

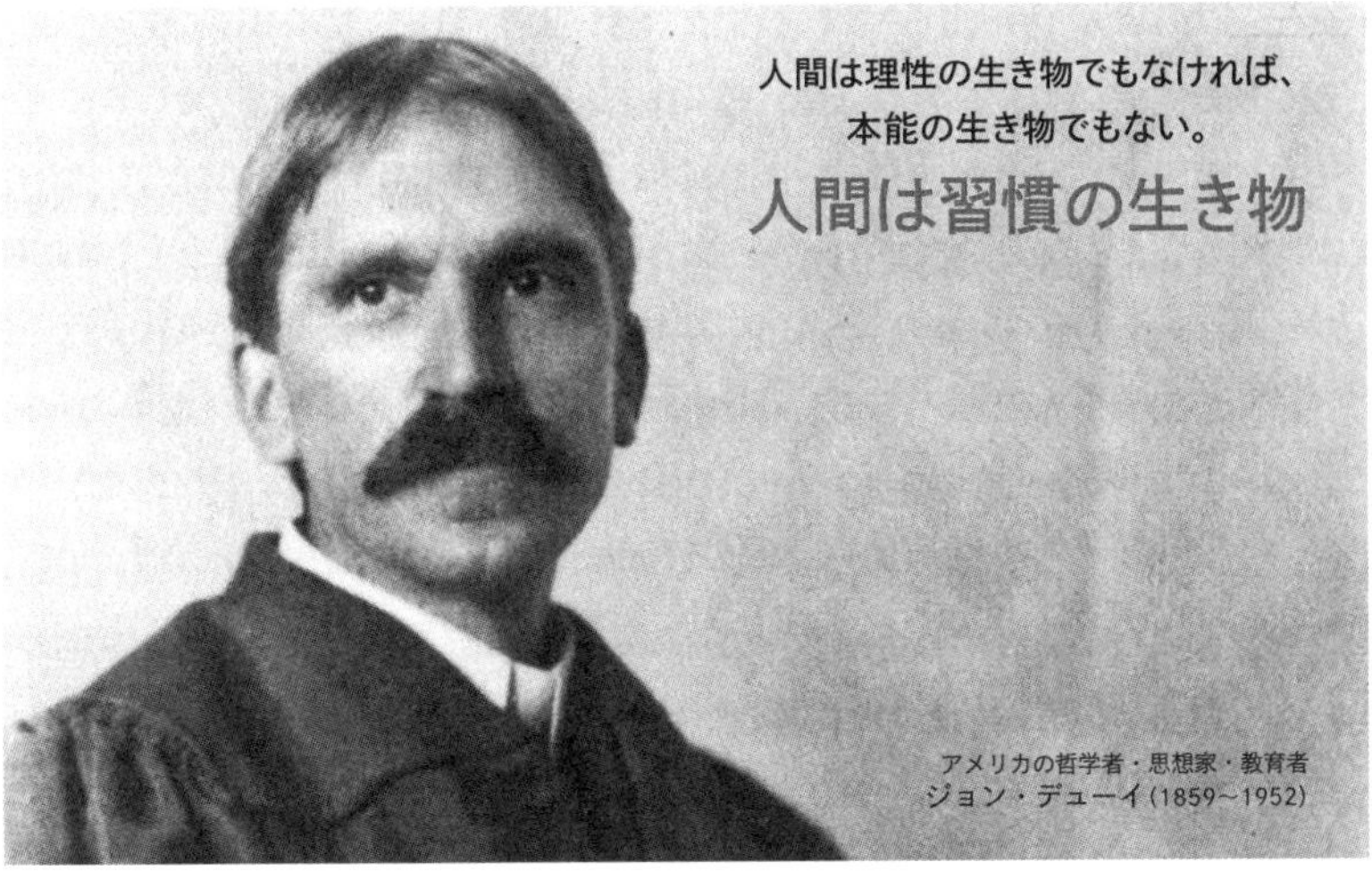
人間は理性の生き物でもなければ、
本能の生き物でもない。
人間は習慣の生き物
アメリカの哲学者・思想家・教育者
ジョン・デューイ（1859～1952）

を集める研究を手がけました。腕時計型のデバイスからは、血流量、血圧、血糖値、栄養バランスなども類推できるようになってきています。昔はできなかった画像解析からも、非接触で、起床時間、脈拍、自律神経の高まり具合、表情（笑顔や気分の手がかり）、姿勢（体調ややる気の手がかり）がわかってきました。小型の錠剤型デバイスでは、体内の温度（深部体温）を測定でき、一日のリズムを追いかける事もできるようになりました。トイレで尿をサンプリングすると、その人が野菜を食べていない事まで類推する事ができます。

何日も続けていくと、どうなると思いますか？　実は面白い事に、人それぞれの生活が掴めるようになります。つまり「はかる」事を続けていくと、その人を「わかる」事ができます。例えば、夜遅くまで起きている人や、いつも朝早く目覚める人、たくさん歩ける人、ソファで

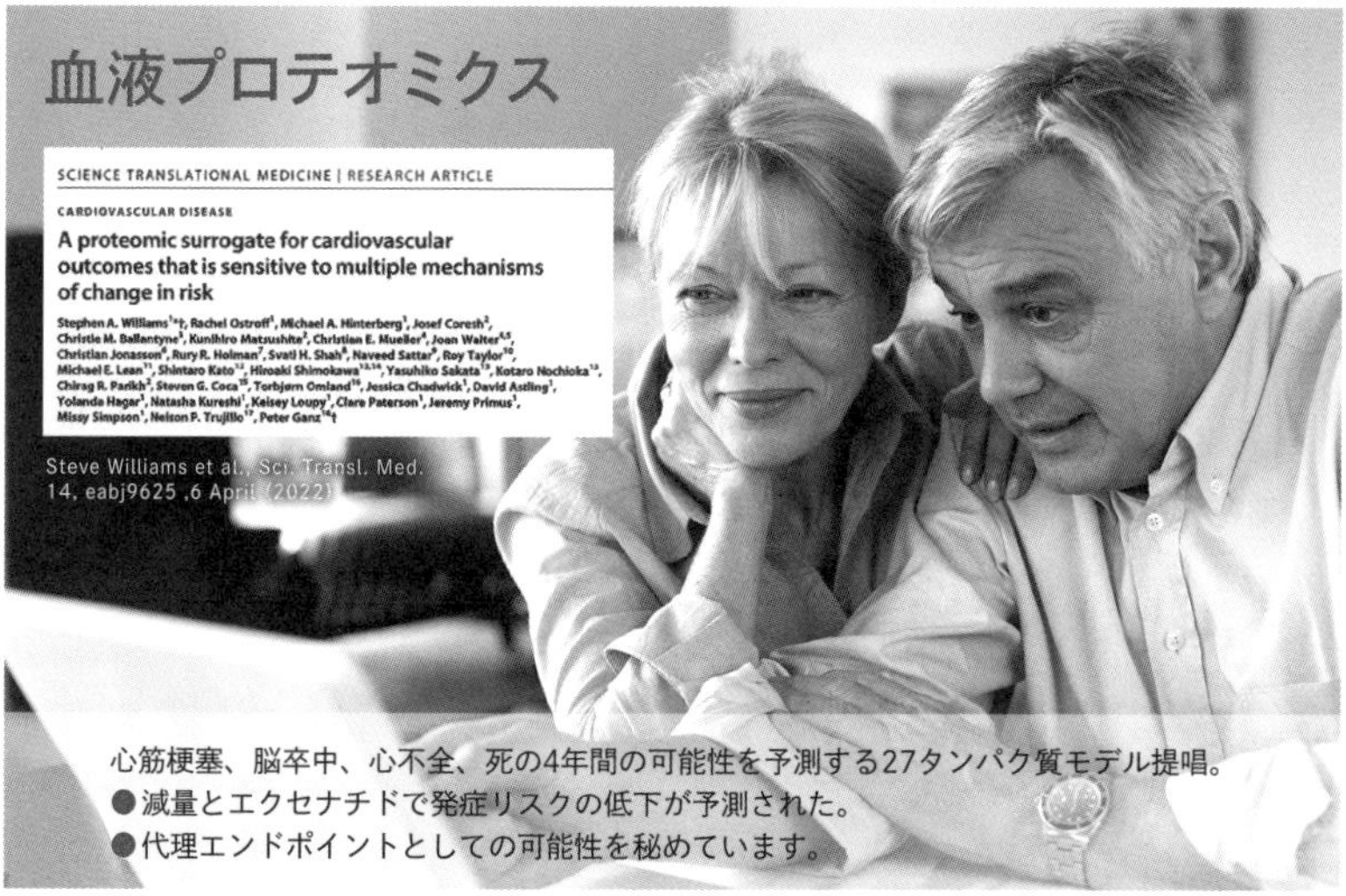
血液プロテオミクス
SCIENCE TRANSLATIONAL MEDICINE | RESEARCH ARTICLE
CARDIOVASCULAR DISEASE
A proteomic surrogate for cardiovascular outcomes that is sensitive to multiple mechanisms of change in risk
Stephen A. Williams[1*†], Rachel Ostroff[1], Michael A. Hinterberg[1], Josef Coresh[2], Christie M. Ballantyne[3], Kunihiro Matsushita[2], Christian E. Mueller[4], Joan Walter[4,5], Christian Jonasson[6], Rury R. Holman[7], Svati H. Shah[8], Naveed Sattar[9], Roy Taylor[10], Michael E. Lean[11], Shintaro Kato[12], Hiroaki Shimokawa[13,14], Yasuhiko Sakata[13], Kotaro Nochioka[13], Chirag R. Parikh[2], Steven G. Coca[15], Torbjørn Omland[16], Jessica Chadwick[1], David Astling[1], Yolanda Hagar[1], Natasha Kureshi[1], Kelsey Loupy[1], Clare Paterson[1], Jeremy Primus[1], Missy Simpson[1], Nelson P. Trujillo[17], Peter Ganz[14†]
Steve Williams et al., Sci. Transl. Med. 14, eabj9625 ,6 April (2022)
心筋梗塞、脳卒中、心不全、死の4年間の可能性を予測する27タンパク質モデル提唱。
●減量とエクセナチドで発症リスクの低下が予測された。
●代理エンドポイントとしての可能性を秘めています。

寝転んでばかりいる人、食べすぎの人、栄養の足りない人、人はそれぞれに生きています。20世紀前半に活躍した哲学者のジョン・デューイ先生は、「人は習慣の生き物」とおっしゃっていました。理性の生き物でもなく、本能の生き物でもなく、その人それぞれの生き方を無意識のうちに選ぶ生き方をしているようです。

今日では、巨大な計算をあっという間にこなせる巨大なコンピュータをネットワークの先に準備できます。そして、それらをスマートフォンでコントロールして使える時代になりました。台風の進路も雨雲の行方の計算結果も手に入ります。健康の行方や手がかりも欲しくないですかね？　いつ頃病気になりそうとかわかれば、それを防ぐ事もできるかもしれません。実は、予防は、ある程度可能になってきました。

「はかる」活動でためたデータから予想する方法が幾

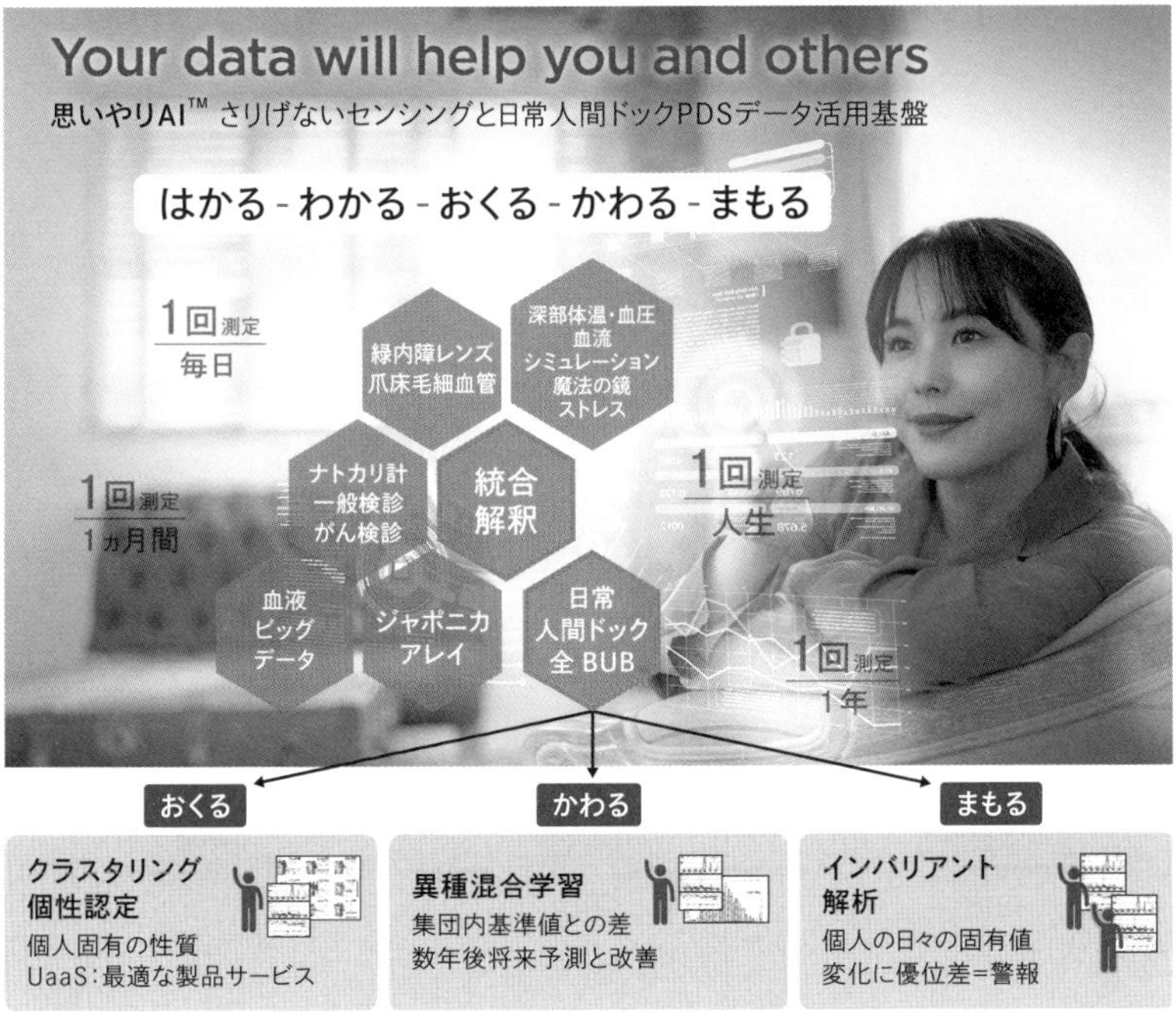

つかわかってきました。毎日の暮らしの中で、病気に近づくヒントが見つかってくると、なんの病気になりやすいかがわかってきます。最近私たちは、東北大学の循環器の先生方とひとつの報告をしています。血液中のタンパク質のバランスの歪みから、脳梗塞、心筋梗塞になりやすい人たちを早く見つける事ができるようになりました。（＊11）この方法では、リスクがあると予測された人たちは、食事の量に気を付ける事で病気の発症リスクを下げる事ができます。つまり、ダイエット食品を「おくる」事で健康を維持する事ができるようになるのです。

　さりげないセンシングによって「はかる（測る、計る、量る）」こと、その結果

「わかる（解る、分かる、判る）」事実を、人のために利用する、つまり「おくる（送る〔自助〕、贈る〔供助〕）」方法が見つかってきました。この活動を日常人間ドックと名付けて、世の中に広めようと考えています。

新しいビッグデータの使い方

さて、これまで日常データを集める話を進めてきましたが、集まったデータを、どう見つめるかの話もしたいと思います。

個々のデータを時系列に並べて、前の日のデータと差分を計算してみましょう。毎日の暮らしからは、その人固有の値が揃っています。時系列データの固有値からのずれに注目して情報を処理すると、ほとんど変化がなく、たくさんの人々の中で日常は安定して存在していることがよくわかります。

ある種の人工知能の手法を利用すれば、安定な日常のその人の測定値（固有値）が定義できます。その人が今の生活の中で安全に暮らしていれば、全てのデータに変化量は現れません。

では、この固有値の計測データに、今日、急に有意な差が生まれたら、何を意味するでしょうか？　例えば、明け方に心拍数が有意にずれたら何がおきているでしょうか？　そのような場合には、急いで家族やサポートサービスの人がその家にむかうと良いと思います。私の義理の母は冬の札幌で明け方に心筋梗塞になりました。自分で救急車を呼び、緊急手術をしてもらい、命をつなぐことができた強運の持ち主です。でも、普通は、こうはいかなかったとお医者様がおっしゃっていたそうです。現在は一人暮らしの時代になりました。多くの人が家族と住んでいないのですから、緊急で何かあったら大変な時代になったのだと思います。

センサがその人の固有値を見ていて、有意な差が生まれた場合は、救急医療の担い手が様子を見に伺うことで、急増している孤独死を減らせる可能性があります。このような分析手法をインバリアント分析と呼びます。このような緊急サービスは、人々を「まもる」ことに有用です。実用化には、まだまだハードルもあり、個人情報の保護をうたう法律の範囲でどのように普及させるかも大きな問題になっています。法学や経済学の研究の延長で、人を助けるための研究テーマが残っています。

センサデータは、個人として見守るのではなく、集団の値の中でグルーピングする情報処理技術でも使えます。その場合は、あなたがどのようなカテゴリーの人で、どんな人々と似ているかが判明します。クラスタリングという情報処理技術です。

世の中では、テレビコマーシャルがこの技術をもとに作られていて、特定のテレビ番組の放送時間に放映されています。例えばお昼の情報番組を見る人の6割が主婦でその日の夕食の献立の買い物にゆく、夜10時のニュースショウを見ているのは5割がサラリーマンで新しいビールを買いたいと思っている、などのナレッジが知られています。これからは、日常の健康データから、あなたが、どのようなカテゴリーの人か層別化される時代がやってきます。

例えば、あなたが、このままいったら髪の毛が少なくなるタイプだと判明するとしましょう。どうしますかね？　自分にあった対処方法を知りたくないですか？　どのシャンプーとリンスを使えば、自分の髪の毛を残すことが可能そうでしょうか？　何を食べればいいですかね？　運動はどうしましょうか？　疑問がたくさんうまれると思います。まだまだ、サイエンスは発展途上なので、あなたのタイプにあった生活習慣をお届けすることはできません。ここにも、皆さんが取り組む大きなチャンスが残っていると思います。未来では、運動が苦手で太り気味の生活習慣から、ダイエットサービスや、簡単な軽い健康習慣、睡眠不足にならないためのメニューなどが届くようになります。

生活データからは5年後の健康診断データの予測が可能になります。異種混合学習や深層学習という方法を使うと、未来がシミュレーションできて見えるようになります。健康な値が予想できれば良いですが、中には、重篤な病や認知症になる予兆がみつかる場合もあります。

そのような予兆が、近い将来の予測として手に入るのならば、そうならないように生活習慣を変えてみることに努力する人も生まれてきます。朝にウォーキングを始めるなど有効な方法が、ビッグデータからメニューとして提供される時代がはじまろうとしています。

人間本来の力として、皆さんが本来保有している能力を発揮できるように人工知能の解析結果を皆さんに「おくる」方法をこれから深める必要があります。それには人間中心の設計思想を具体的な形にデザインする力が必要になってきます。皆さんの中にイラストを描く力のある人はいらっしゃいますかね？　ぜひ人間中心の世界を創造して私たちのプロジェクトに力を貸してほしいと思います。

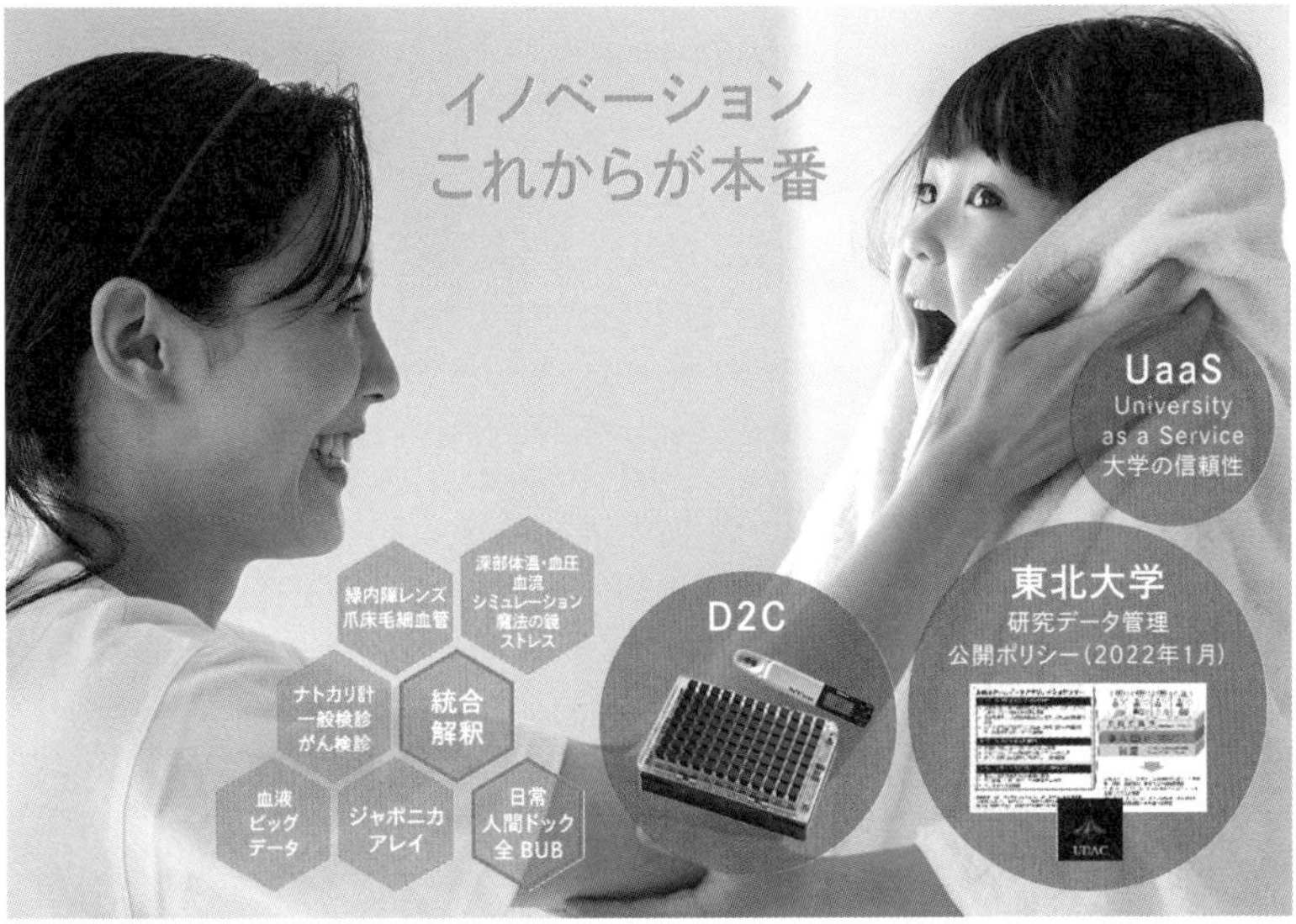

本当に素晴らしいこと

皆さんは書籍をインターネットで購入したことはありますか？　ゲームや音楽をダウンロードした事もあると思います。短い動画や映像を楽しむ人々も多いですよね。次の本を探すとき、次のゲームを落とすとき、実はインターネットの向こう側のサーバーでは、皆さんが過去に探したもの、見たもの、買ったもののデータから次のコンテンツを提供する方法を、計算機が探っています。

インターネットは便利なので、学習アルゴリズムがその人の過去のログから傾向や特徴量を見つけ出して、次に使いそうなコンテンツを表示する手法をとっています。人によっては拒否感を伴うかもしれませんね。過去の自分の活動を覗き見されて、搾取が行われています。部屋の片隅のスマートスピーカーも、実は黙って大量の音声が記録され分析されています。皆さんの検索した言葉も盗まれて、企業の利益が出やすいように利用されています。

問題なのは、日本人の人権なのかもしれません。でも、それよりも、提供されるメニューに飽きてきませんか？　世界は多様性に溢れて、常に変わっていきます。クリエイターはたくさんの可能性を抱えて、世界にたくさんデビューして作品やプロダクトを生み出しています。なのに、いつも似たような音楽や映像が届くことは私たちの可能性を狭めていると言えます。

実はヘルスケア領域でも同じことが繰り返されてきています。昔買ったようなサプリや食品、運動メニューを提供するサービスは、実は、その人にあう健康メニューを提供できていないのです。単なる検索傾向からのレコメンデーションにすぎません。

高校生の皆さんに相談です。よかったら一緒に未来の健康生活を産むサービスを研究しませんか？　私たちの大学では、たくさんの個人の日常データが溜まり始めています。そこにあるのは、あなたは何者かという人間の理解になります。この膨大なデータからは、多様な人々の中にいる「あなた」が見つけられます。その「あなた」にとって一番相性の良いサービスや製品が何かを見つける手がかりが溢れています。

例えば、自分に一番あうシャンプーはなんだかご存知ですか？　ブランドはどれでしょう、世界中に無数の種類のある製品（ロングテールといいます）の中で一番ピッタリなシャンプーは、現在のインターネットを牛耳るビッグプラットフォーマーには見つけられないのです。あなたが過去に検索したものの中には、自分にあうものを見つける手がかりがないからです。だから、今のインターネットサービスでは購入は不可能ですね。

ヒントは、あなたの生活習慣とセンサが集めたデータの中にあります。それがあなたを形作るものだからです。あなたのためになる事をよかったら一緒に探してみませんか？　もちろん「あなた」以外にも大切な人がいらっしゃるならば、恋人でも親でも兄弟でも友人でも、身近なあなたが、その大切な人が健康になる手がかりやサービスを「おくる（贈る）」ために、利用できる仕組み作りが可能になります。その仕事もご一緒に取り組めればと考えています。大学が中心となった、このようなデータエコシステムは、まだ世界に産声をあげていません。

さりげないセンシングと日常人間ドックのプロジェクトはまだまだ、若い皆さんたちと作りあげ発展する余地がたくさんあります。

分散型健康生産の時代を迎えて

病気になってから病院に行って薬をもらって飲んで、家で過ごすことをシックケアと言います。一昔前だったら、当たり前でした。でもコロナウイルスのパンデミックに対応を始めて世界のルールは大きく見直されて変化しています。もうこれからは、集団生活を基準においた健診も実施しない方が良いかもしれません。

個々人が自宅で健康を生産する時代が始まっています。日常は極めて大切な健康生産の場所と認識されています。椅子になるべく座らず、毎朝歩くような生活を始め、基礎疾患を生まない食生活に大きくシフトしていくべき時代が到来しました。そんな中で新しいサイエンスが生まれ、人々の暮らしが予防医療の充実につながります。

お買い物に行っても、訪問した施設には、これから健康になれるショッピングモールや書店も生まれていきます。ぐっすり眠れるヒントを与えてくれるサウナもオープンします。夕方からはブルーライトを浴びずに過ごす施設の建設も始まります。

いろいろな企業が善意で人々に提供するサービスが生まれます。多くの人々が恩恵にあずかれる社会を生む活動を、日本の大学が産み育む時代が到来しました。新しい大学で、高校生の皆さんも自分の可能性を伸ばす挑戦を始めていただけると良いと考えています。

高校生の皆さん、未来にはいい事もたくさん待っています。よかったら私たちの仲間になりませんか？

参考文献

第1章

（＊1） 国立社会保障・人口問題研究所「日本の世帯数の将来推計（全国推計）」（2018（平成30）年推計）

（＊2） 厚生労働省「平均寿命と健康寿命をみる」
https://www.mhlw.go.jp/content/10900000/000637189.pdf

（＊3） 厚生労働省「令和3年簡易生命表」

（＊4） 『LIFE SHIFT（ライフ・シフト）』リンダ グラットン（著）、アンドリュー スコット（著）、池村 千秋（翻訳）（東洋経済新報社、2016年）

（＊5） 厚生労働省「国民健康・栄養調査（平成26年）」

（＊6） 健康保険組合連合会（健保連）「加入者の健康・医療に関する調査」

（＊7） 商標登録第5668008号（日常人間ドック），商標登録第6108426号（思いやりAI（愛））

（＊8） Good Design Award 受賞対象一覧 医療連携システム［日常人間ドック：はかる-わかる-おくる］
https://www.g-mark.org/award/describe/52867

TOPIC 1

（＊1） Kogure M, Nakaya N, Hirata T, Tsuchiya N, Nakamura T, Narita A, Suto Y, Honma Y, Sasaki H, Miyagawa K, Ushida Y, Ueda H, Hozawa A. Sodium/potassium ratio change was associated with blood pressure change: possibility of population approach for sodium/potassium ratio reduction in health checkup. Hypertension Research,44(2):225-231(2021).

第2章

（＊1） 厚生労働省「2040年を見据えた社会保障の将来見通し（議論の素材）」（内閣官房・内閣府・財務省・厚生労働省　平成30年5月21日）https://www.mhlw.go.jp/stf/seisakunitsuite/bunya/0000207382.html

（＊2） 国立社会保障・人口問題研究所「日本の世帯数の将来推計（全国推計）」（2018（平成30）年推計）

（＊3） 公益社団法人全国自治体病院協議会「平成30年 病院経営実態調査報告書　概要」https://www.jmha.or.jp/jmha/contents/info/52

（＊4） 厚生労働省「健診の未受診者と受診者の医療費推移（熊本県A町国保加入者の年齢階級別年間医療費）」https://www.mhlw.go.jp/wp/seisaku/jigyou/05sou-gou/dl/1-11-1c.pdf）

（＊5）　厚生労働省「平成28年国民生活基礎調査の概況」https://www.mhlw.go.jp/toukei/saikin/hw/k-tyosa/k-tyosa16/
（＊6）　吉田　浩「東北COIが創り出す経済的価値の思考実験」高齢経済社会研究センターニュースレター、No.35、pp.2-7、2020.
（＊7）　東京都 オリンピック・パラリンピック準備局 「東京2020大会開催に伴う経済波及効果（試算結果のまとめ）」
https://www.2020games.metro.tokyo.lg.jp/9e1525ac4c454d171c82338c5a9b-4c8a_1.pdf
（＊8）　吉田　浩「アフターコロナを展望した分散型健康生産社会の提案」高齢経済社会研究センターニュースレター、No.51、pp.1-7、2021.
（＊9）　内閣府「経済財政運営と改革の基本方針2018」
https://www5.cao.go.jp/keizai-shimon/kaigi/cabinet/2018/decision0615.html
（＊10）岡庭英重「健診アプリを利用した食生活を通じた保健活動に関する社会実験」高齢経済社会研究センターニュースレター、No.36、pp.10-23、2020.
（＊11）佐渡充洋「わが国における認知症の経済的影響に関する研究 平成 26 年度 総括・分担研究報告書」平成 26 年度 厚生労働科学研究費補助金（認知症対策総合研究事業）
https://csr.keio.ac.jp/pdf/2014年度認知症社会的コスト総括分担報告書.pdf
（＊12）東京都保健福祉局（2018）パンフレット「知って安心認知症」
https://www.fukushihoken.metro.tokyo.lg.jp/zaishien/ninchishou_navi/torikumi/pamphlet.pdf
（＊13）町田市住民の検証結果 https://www.tmghig.jp/research/topics/201409/
（＊14）陳鳳明「認知症者との接触（家族）が回答者の認知症のリスクスコアに与える影響について」高齢経済社会研究センターニュースレター、No.39、pp.10-18、2020.
（＊15）吉田浩、陳鳳明「認知症者との接触による行動変容を通じた健常者の認知症リスク低減効果の試算」高齢経済社会研究センターニュースレター、No.46、pp.1-7、2021.
（＊16）内閣府「平成29年版高齢社会白書（概要版）」
https://www8.cao.go.jp/kourei/whitepaper/w-2017/html/gaiyou/s1_2_3.html
（＊17）Okaniwa F. Yoshida H. Evaluation of Dietary Management Using Artificial Intelligence and Human Interventions: Nonrandomized Controlled Trial. JMIR Formative Research,6(6): e30630, 2022.
（＊18）Okaniwa F. Yoshida H. Estimating Medical Cost Savings from Supporting Health Behavior Using AI and ICT in Japan. TERG Discussion Papers, 442, 2020.
※各Webサイトの最終確認は2022年10月時点です。

TOPIC 2

(＊1)　M. A. Hassanab, A. S. Malika, D. Fofib, N. Saada, B. Karasfia, Y. S. Alic, F. Meriaudeaua: Heart rate estimation using facial video: A review, Biomedical Signal Processing and Control, vol. 38, pp. 346-360 (2017).

(＊2)　吉澤誠、杉田典大：血行状態モニタリング装置"魔法の鏡"の開発、光技術コンタクト、vol. 55. no.10, pp. 4-11 (2017).

(＊3)　N. Sugita, M. Yoshizawa, M. Abe, A. Tanaka, N. Homma, T. Yambe: Contactless technique for measuring blood-pressure variability from one region in video plethysmography, Journal of Medical and Biological Engineering, pp. 1-10 (2018) https://doi.org/10.1007/s40846-018-0388-8.

(＊4)　N. Sugita, T. Matsuzaki, M. Yoshizawa, K. Ichiji, S. Yamaki, N. Homma: Comparison of visible and infrared video plethysmography captured from different regions of the human face, The 42nd Annual International Conference of IEEE Engineering in Medicine and Biology Society, pp. 4187-4190 (2020).

(＊5)　M. Yoshizawa, N. Sugita: A cloud system for extraction of autonomic nervous system indices and blood pressure variabilities from video images, The 27th International Display Workshops (IDW'20) (2020).

(＊6)　M. Yoshizawa, N. Sugita, A. Tanaka, A. Togashi, I. Kaji, T. Yambe: Basic approach to estimation of blood oxygen saturation using an RGB color camera without infrared light, The 2022 IEEE 4th Global Conference on Life Sciences and Technologies (LifeTech 2022), Online (2022).

(＊7)　M. Yoshizawa, N. Sugita, A. Tanaka, N. Homma, E. Yuda, T. Yambe: Remote, non-contact and continuous extraction of multiple peoples' autonomic nervous system indices from one fish-eye camera, The 28th International Display Workshops (IDW'21), Online (2021).

第3章

(＊1)　厚生労働白書

(＊2)　日本眼科学会雑誌122巻1号 Page5-53

(＊3)　平成28年度 総括・分担研究報告書：32、2017

TOPIC 3

(＊1)　Hayase, T., Blood pressure estimation based on pulse rate variation in a certain period. Scientific Reports, 2020. 10 (1).

第 4 章

（＊1） K. Ito, K. Y. Inoue, K. Ino, T. Matsue, H. Shiku, “A highly sensitive endotoxin sensor based on redox cycling in a nanocavity”, Analyst, 144, 575-580（2019）（doi: 10.1039/c9an00478e）

（＊2） 吉田昭太郎、西澤松彦、三宅丈雄、“ソフト酵素電極によるオール有機バイオ発電パッチ”「酵素トランスデューサーと酵素技術展開」シーエムシー、第17章　163-172（2020）

（＊3） 黒岩繁樹、大橋啓之、逢坂哲彌　“電界効果トランジスタを用いたバイオセンサ”、電気化学 88、317-325（2020）

（＊4） Yoneyama, T., Kuwahata, A., Murayama, T., Tonthat, L., Yabukami, S., Sato, Y., Teramura, Y., Ikeda-Ohtsubo, W. and Ogawa, T., “Simplified Fabrication of Magnetic Nanoparticles With Directly Adsorbed Antibodies for Bacteria Detection”, IEEE Transactions on Magnetics, vol. 58, no. 8, 1-6（2022),（doi: 10.1109/TMAG.2022.3168360）

（＊5） S. Yoshida, H. Miyaguchi and T. Nakamura, “Development of Ingestible Thermometer With Built-in Coil Antenna Charged by Gastric Acid Battery and Demonstration of Long-Time in Vivo Telemetry”, IEEE Access, vol. 9, 102368-102377（2021）（doi: 10.1109/ACCESS.2021.3098333）

（＊6） S. Stauss and I. Honma, “Biocompatible Batteries-Materials and Chemistry, Fabrication, Applications, and Future Prospects”, Bull. Chem. Soc. Jpn. 91（2018）

（＊7） H. Yabu, K. Nakamura, Y. Matsuo, Y. Umejima, H. Matsuyama, J. Nakamura and K. Ito, “Pyrolysis-free Oxygen Reduction Reaction（ORR）Electrocatalysts Composed of Unimolecular Layer Metal Azaphthalocyanines Adsorbed onto Carbon Materials”, ACS Applied Energy Materials, 4, 14380-14389（2021）

（＊8） B. Dang, M. Motoyoshi, J. Xu, H. Sato, S. Kameda, Q. Chen, N. Suematsu, “In-body/Out-body Dual-Use Miniaturized RFID Tag System Using 920MHz/5.02GHz Bands”, 2020 IEEE International Symposium on Radio-Frequency Integration Technology（RFIT), 148-150（2020),（doi: 10.1109/RFIT49453.2020.9226219）

（＊9） 小嶋秀樹、“ロボットを媒介とした参与観察のもつ可能性”、質的心理学研究、21、7-19（2022).（doi: 10.24525/jaqp.21.1_7）

（＊10） D. Horii, A. Ito, T. Nose, “Analysis of Feature Extraction by Convolutional Neural Network for Speech Emotion Recognition”, Proceedings of the 10th IEEE Global Conference on Consumer Electronics, 502-503（2021）（IEEE 10th Global Conference on Consumer Electronics 2021/10/13）

（＊11） 商標登録第S707751号

（＊12） Ziheng Wang, Keizo Sato, Saida Salima Nawrin, Namareq Salah Widatalla, Yoshitaka Kimura, Ryoichi Nagatomi,"Low Back Pain Exacerbation Is Predictable Through Motif Identification in Center of Pressure Time Series Recorded During Dynamic Sitting", Fractal Physiology Vol.2 2021.8.16

TOPIC 4

（＊1） 『あなぶき社員が実体験する生活習慣改善プログラム〜スグヘンゲ奮闘記〜』（https://anabuki-m.jp/group/37998/）
※この体験記は、あなぶきハウジンググループが運営するブログサイト「もっとわくわくマンションライフ」に2021年5月1日に掲載したブログを、著作者の了承のもとに転載したものです。

第5章

（＊1） Gandhi Yetish, et.al.Natural Sleep and Its Seasonal Variations in Three Pre-Industrial Societies, Current biology VOL 25, ISSUE 21, P2862-2868, NOVEMBER 02, 2015

（＊2） Depression and Other Common Mental Disorders, Global Health Estimates, World Health Organization 2017 : http://apps.who.int/iris/bitstream/handle/10665/254610/WHO-MSD-MER-2017.2-eng.pdf;jsessionid=-513C5A09608D8933F3F4AE5F168ED1D4?sequence=1

（＊3） 鈴木祐　最高の体調、2018

（＊4） Hugh Brody, The Other Side of Eden：エデンの彼方（草思社）、2002

（＊5） https://www8.cao.go.jp/cstp/society5_0/

（＊6） Balazs I Bodai et al.,Lifestyle Medicine: A Brief Review of Its Dramatic Impact on Health and Survival, Perm J 2018; 22:17-025

（＊7） Stephen J. D. O'keefe（2015）Nature Communications vol6: 6342

（＊8） A.Biswas, BSc et.al.　Ann Intern Med. 2015;162(2):123-132

（＊9） Francesco P. Cappuccio, MD, FRCP et.al, Sleep. 2010 May 1; 33(5): 585–592.

（＊10） 樺沢紫苑　ブレインメンタル強化大全、2020

（＊11） Williams et al., Sci. Transl. Med. 14, eabj9625（2022）6 April

著者略歴

第1章　迫りくる日本の未来

●稲穂　健市（いなほ　けんいち）

東北大学研究推進・支援機構URAセンター 特任教授・首席リサーチ・アドミニストレーター ／ 内閣府上席科学技術政策フェロー

弁理士、米国公認会計士（デラウェア州Certificate）。横浜国立大学大学院工学研究科博士前期課程修了後、大手電気機器メーカーの知的財産部門、米国研究開発拠点（シリコンバレーおよびロサンゼルス近郊）などを経て2014年に東北大学に着任。COI東北拠点・戦略統括、センスチップ株式会社（東北大学発ベンチャー企業）監査役などを務める。2022年から知的財産権訴訟における裁判所専門委員。2023年から内閣府科学技術・イノベーション推進事務局兼務。著作に、『楽しく学べる「知財」入門』（講談社現代新書）、『こうして知財は炎上する』（NHK出版新書）などがある。

●松原　雄介（まつばら　ゆうすけ）

東北大学研究推進・支援機構URAセンター 特任准教授・上席リサーチ・アドミニストレーター

2002年東北大学農学部卒、2013年東京農工大学大学院連合農学研究科社会人博士課程修了。博士（農学）。製薬メーカーで医薬品の研究開発に従事ののち、2015年に東北大学に着任。URAとして、主にCOI東北拠点での研究企画、産学連携や若手研究者の支援に従事。JSTプログラム・マネージャー（PM）第一期修了（第四期）。産官学民での共創による企画からマネジメントに渡り様々手掛けている。猫好き。

TOPIC 1　「塩は控えめで野菜を食べると体に良い」あなたのバランスは？

●寳澤　篤（ほうざわ　あつし）

東北大学大学院医学系研究科公衆衛生学専攻 公衆衛生学分野 教授 ／
東北大学東北メディカル・メガバンク機構 予防医学・疫学部門 教授

博士（医学）。東北大学医学部卒（1996年）、ミネソタ大学疫学・地域健康部門客員研究員、滋賀医科大学保健医学部門（現公衆衛生学）特任助教、東北大学大学院医学系研究科助教、山形大学大学院医学系研究科講師を経て2012年東北メディカル・メガバンク機構発足に際して着任。専門は、循環器疾患の疫学・予防医学。これまで主に循環器疾患の危険因子、要介護発生の要因探索に関わる疫学研究を行ってきている。

● 小暮　真奈（こぐれ　まな）

東北大学東北メディカル・メガバンク機構 予防医学・疫学部門 講師

博士（医学）。鎌倉女子大学家政学部管理栄養学科卒業（2008年）、独立行政法人国立成育医療研究センター非常勤栄養士、鎌倉女子大学家政学部管理栄養学科 助手、2016年7月より東北大学東北メディカル・メガバンク機構 助手、助教を経て、2022年4月から現職。専門は、疫学、栄養疫学。最近の主なテーマは、尿中Na/K比と家庭血圧に関する研究、ナトカリ計を用いた保健事業に関する介入研究、自宅周辺の環境と健康に関する研究など。

第2章　未来のヘルスケアに向けた人文社会系の取組み

● 吉田　浩（よしだ　ひろし）

東北大学大学院経済学研究科 教授 ／

同高齢経済社会研究センター長、仙台市社会福祉審議会委員

1995年一橋大学大学院経済学研究科博士課程単位取得満期退学。専門は加齢経済学。2020年、日本計画行政学会学術賞の論文賞受賞。著書に『財政学をつかむ』（共著、有斐閣）、『男女共同参画による日本社会の経済・経営・地域活性化戦略』（編著、河北アドセンター）、『少子・高齢社会の進行と地域社会：人口構造の高齢化と地方自治体への影響、出生率差違の要因』（樋口美雄・財務省財務総合政策研究所編『少子化と日本の経済社会』第11章所収、日本評論社）がある。

● 陳　鳳明（ちん　ほうめい）

東北大学大学院経済学研究科 高齢経済社会研究センター 特任助教

2017年3月東北大学大学院経済学研究科博士課程後期修了。博士（経済学）。東北大学加齢医学研究所スマート・エイジング学際重点研究センター助教を経て、2020年4月より現職。専門は医療経済学。認知症予防や社会保障の経済分析に取り組んでいる。中国留日同学会日中協会賞（2019年）と生活経済学会奨励賞（2020年）を受賞。

● 岡庭　英重（おかにわ　ふさえ）

山形大学人文社会科学部 講師

2020年3月東北大学大学院経済学研究科博士課程後期修了。博士（経済学）。宮城県庁行政職員、東北大学経済学部助教、国立社会保障・人口問題研究所研究員（厚生労働技官）を経て、2022年10月より現職。専門は健康経済学、労働経済学。主な著作に、"Evaluation of Dietary Management Using Artificial Intelligence and Human Interventions: Nonrandomized Controlled Trial" (with Hiroshi Yoshida, JMIR Form Res, 6(6): e30630, 2022) がある。

TOPIC 2　様々な生活シーンで活用される「魔法の鏡」について

● 吉澤　誠（よしざわ　まこと）

東北大学産学連携機構イノベーション戦略推進センター 特任教授 ／
東北大学名誉教授

1983年 東北大学大学院工学研究科博士課程修了。（工学博士）。同大学工学部通信工学科 助手・助教授を経て、1991年豊橋技術科学大学工学部 助教授。1994年東北大学大学院情報科学研究科 助教授、2001年同大学情報シナジーセンター（現サイバーサイエンスセンター）教授。総長特別補佐として東北大学サイエンスカフェなどを企画・運営。2021年より現職。著書に「循環器系人工臓器・医用機器II」コロナ社(2006)、「システム制御工学」朝倉書店(2007)など。サイバー医療に関連する研究に従事。IEEE LifeTech 2022 Excellent Paper Award for Oral Presentation受賞。

● 杉田　典大（すぎた　のりひろ）

東北大学 サイバーサイエンスセンター 教授

2004年東北大学大学院博士後期課程修了。博士（工学）。同年 21世紀COEフェロー。2006年同大学工学研究科 助手、2011年 同大学工学研究科 准教授、2022年より現職。バーチャルリアリティの医療応用、映像コンテンツの生体影響評価、非接触生体信号計測など、医療・福祉におけるサイバーフィジカルシステムに関する研究に従事。

● 冨田　高弘（とみだ　たかひろ）

カシオ計算機株式会社 開発本部 新技術統轄部 先行開発部 チーフエンジニア

1965年生まれ、工学院大学工学部卒、測定機器メーカーにてハードウェアとソフトウェアをこなす二刀流エンジニアを経て、1997年カシオ計算機入社。カシオ計算機では、3〜5年先の新規事業に必要となる要素技術の研究・開発に従事。

● 大塚　利彦（おおつか　としひこ）

カシオ計算機株式会社 開発本部 新技術統轄部 先行開発部 チーフエンジニア

1985年入社、基礎研究部門にて技術開発、商品企画など経て、現在は3〜5年先の新規事業に必要となる要素技術の研究・開発に従事。

第3章　未来のヘルスケアに向けた医療の取組み

● 中澤　徹（なかざわ　とおる）

東北大学大学院医学系研究科 神経・感覚器病態学講座眼科学分野 主任教授

1995年東北大学医学部卒業。博士（医学）。2011年より現職。専門は眼科学（緑内障）、神経科学。日本緑内障学会理事、公益財団法人東北大学アイバンク代表理事、眼疾患早期発見コンソーシアム会長などを務める。須田記念緑内障治療研究奨励基金（2006年）、若手眼科研究者の登竜門とされるROHTO AWARD（2008年）のほか、日本眼科学会評議員会賞（2014年）、日本医師会医学研究奨励賞（2014年）など多くの賞を受賞。失明原因第1位の眼疾患である緑内障の個別化医療、個別化予防の確立を目指して活動している。

● 前川　重人（まえかわ　しげと）

東北大学大学院医学系研究科 神経・感覚器病態学講座眼科学分野 助教

2009年東京慈恵会医科大学医学部卒業。博士（医学）。2019年より現職。専門は眼科学（緑内障）。

趣味は走ることや知らない道に出かけること。目標はウルトラマラソン完走。

TOPIC 3　血流動態センサの社会実装について

● 早瀬　敏幸（はやせ　としゆき）

東北大学総長特命教授 ／ 学際科学フロンティア研究所所長

1980年名古屋大学大学院工学研究科博士課程前期課程修了。（工学博士）。名古屋大学助手、東北大学流体科学研究所助教授、教授を経て2021年から現職。流れの安定性と制御、生体内の流れ、医療工学、流れのシミュレーションと計測の融合手法に関する研究・教育を行ってきた。現在は若手研究者の育成に取り組む。2016年科学技術分野の文部科学大臣表彰（科学技術賞（研究部門））。

● 岩本　修（いわもと　おさむ）

エレコム株式会社 通電企画開発部 ヘルスケア課 上席チーフ ／
エレコムヘルスケア株式会社 取締役 医療機器総括製造販売責任者

2002年神戸大学経営学部卒。大手眼鏡小売チェーン企業にて災害対策等のCSR事業や健康関連の新規事業開発に従事。2012年エレコム株式会社（現職）へ。2015年エレコムヘルスケア社設立（第二種医療機器製造販売業許可取得）を皮切りに、各種家庭用医療機器や、スマホ連携可能な血圧計等の開発に従事。2019年から総務省のMIC 情報通信（ICT政策） 戦略的情報通信研究開発推進事業（SCOPE） 社会展開指向型研究開発に採択された「どこからでも学べる遠隔新生児蘇生法講習シミュレータの研究開発」にも参画。産官学連携を通じIoT機器や医療機器開発のノウハウを活用した製品の企画開発に取り組む。

第４章　未来のヘルスケアに向けたテクノロジー

● 末永　智一（まつえ　ともかず）

東北大学イノベーション戦略推進センター 特任教授 ／ 東北大学名誉教授

1981年東北大学薬学研究科博士課程修了。（薬学博士）。1999年東北大学大学院工学研究科教授、2003年同大学院環境科学研究科教授、2010年同原子分子材料科学高等研究機構（WPI-AIMR）教授・主任研究者。2013年COI東北拠点研究統括、総長特別補佐。2019年から現職。これまで、電気化学会会長、国際電気化学会副会長、各種プロジェクトの採択委員長、評価委員長などを歴任。専門はナノ・マイクロセンシング工学。新しい原理に基づく化学物質センシングデバイス・システムの開発が主要研究テーマ。国際的な研究者の連携、若手研究者の育成にも取り組んできた。

● 永富　良一（ながとみ　りょういち）

東北大学大学院 医工学研究科健康維持増進医工学分野 教授

1984年東北大学医学部卒。博士（医学）。日本体力医学会理事、ヨーロッパスポーツ科学会議フェロー・学術委員、アジアスポーツ科学会議副会長、宮城県スポーツ推進審議会会長、医療機器創生人材育成プログラム・ジャパンバイオデザイン東北拠点幹事など。運動・スポーツ科学の専門家、子どもから高齢者まで、虚弱者からスポーツ選手まで、故障しない元気な体づくりの研究を推進している。トレーニングによる骨格筋の適応、骨格筋損傷・修復のメカニズム、高所・低酸素トレーニングのメカニズムの解明、ウェアラブルや生活センサによる行動解析、地域住民・職域の健康阻害要因の疫学研究、スポーツ障害の予防、健康増進のための運動などを主要な研究テーマとしている。

TOPIC 4　マンションにおける「日常人間ドック」の設置と検証について

● 和田　典久（わだ　のりひさ）

株式会社穴吹ハウジングサービス 事業推進本部 営業推進課

香川県高松市生まれ。1997年早稲田大学法学部卒。2001年穴吹ハウジングサービスに入社。高松で賃貸仲介業務を4年、広島でプロパティマネジメント業務を5年務め、2010年よりあなぶきコールセンターで全国からのお客様の声に向き合う。現在は事業推進本部で分譲・賃貸・CX・コールセンターなど社内各部門と連携した全社的な業務推進に取り組むかたわら、「もっとわくわくマンションライフ」ブログの編集事務局員としても活動中。

第5章　未来からのメッセージに答える（皆を後悔させない社会へ）

● 和賀　巖（わが　いわお）

フォーネスライフ株式会社 CTO ／

NECソリューションイノベータ株式会社 シニアフェロー ／

東北大学大学院医学系研究科 客員教授

MBA、博士（医学）。1986年日本たばこ医薬事業部設立メンバ、米国GeneLogic社visiting scientist、2001年ノースカロライナ大学医学部腎臓学教室にてオミクスビッグデータ創薬研究推進。その後、CombiMatrix社IPO成功、2004年よりNECグループのヘルスケア、バイオテクノロジー、人工知能の研究と事業開発を歴任。現在、人工DNAデザイン技術を利用した血液ビッグデータ研究と事業を推進。2020年からJST未来社会創造事業運営統括、2022年4月より東北大学COI加速課題PIなどを歴任。2021年度グッドデザイン賞受賞。

日常人間ドック®　2040年からのヘルスケアメッセージ

2023年1月31日　第1版 第1刷発行
2023年6月 8日　第2版 第1刷発行

著　者　東北大学《とうほくだいがく》
未来社会健康《みらいしゃかいけんこう》デザイン拠点《きょてん》
COI加速課題推進研究《かそくかだいすいしんけんきゅう》グループ

発行者　太田宏司郎
発行所　株式会社パレード
大阪本社　〒530-0021　大阪府大阪市北区浮田1-1-8
TEL 06-6485-0766　FAX 06-6485-0767
東京支社　〒151-0051　東京都渋谷区千駄ヶ谷2-10-7
TEL 03-5413-3285　FAX 03-5413-3286
https://books.parade.co.jp
発売元　株式会社星雲社（共同出版社・流通責任出版社）
〒112-0005　東京都文京区水道1-3-30
TEL 03-3868-3275　FAX 03-3868-6588
装　幀　河野あきみ（PARADE Inc.）
イラスト　Rica
印刷所　創栄図書印刷株式会社

ISBN 978-4-434-31637-1　C0036